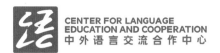

CENTER FOR LANGUAGE
EDUCATION AND COOPERATION
中外语言交流合作中心

外国人讲
中国故事
系列

中医药里的
中国故事

The World Tells China Stories

STORIES OF
TRADITIONAL CHINESE MEDICINE

First Edition 2023

ISBN 978-7-119-13731-5

© Foreign Languages Press Co. Ltd, Beijing, China, 2023

Published by Foreign Languages Press Co. Ltd

24 Baiwanzhuang Road, Beijing 100037, China

http://www.flp.com.cn

Email: flp@CIPG.org.cn

Distributed by China International Book Trading Corporation

35 Chegongzhuang Xilu, Beijing 100044, China

P.O. Box 399, Beijing, China

Printed in the People's Republic of China

主　审：张伯礼

主　编：拉蒙·玛利亚·卡尔杜克（西班牙）　朱建平　王 纯

专家顾问：毛嘉陵　张爱生　张瑞贤　孟庆云　钱元强　诸国本

编　委：弗拉基米尔·那恰托依（俄罗斯）　内龙道（德国）

　　　　张爱生　王熙博　王戈华　王春艳　谢培洪

　　　　杨帅帅　杨雪彬　王雪莲　丁亚文　尹瑞林

翻译单位：天津中医药大学

Chief Supervisor: Zhang Boli

Editors-in-chief: Ramon Maria Calduch (Spain)　Zhu Jianping　Wang Chun

Consultative Committee: Mao Jialing　Zhang Aisheng　Zhang Ruixian　Meng Qingyun

　　　　Qian Yuanqiang　Zhu Guoben

Editorial Committee: Nachatoy Vladimir (Russia)　Gunter R. Neeb (Germany)

　　　　Zhang Aisheng　Wang Xibo　Wang Gehua　Wang Chunyan

　　　　Xie Peihong　Yang Shuaishuai　Yang Xuebin　Wang Xuelian

　　　　Ding Yawen　Yin Ruilin

Translation: Tianjin University of Traditional Chinese Medicine

图书在版编目（CIP）数据

中医药里的中国故事：汉英对照 / 朱建平，（西）
拉蒙·玛利亚·卡尔杜克，王纯主编；天津中医药大学
译 . — 北京：外文出版社，2023.9
　ISBN 978-7-119-13731-5

　Ⅰ.①中… Ⅱ.①朱… ②拉… ③王… ④天… Ⅲ.
①中国医药学－文化－汉、英 Ⅳ.① R2-05

中国国家版本馆 CIP 数据核字 (2023) 第 170361 号

出 版 人：胡开敏
出版策划：王京强
责任编辑：施化敏
英文翻译：天津中医药大学
英文审定：葛文聪
设计排版：吴言东　冯　琳　李　辉
印刷监制：秦　蒙

中医药里的中国故事

拉蒙·玛利亚·卡尔杜克（西班牙）　朱建平　王纯　主编

出版发行：外文出版社有限责任公司
地　　址：北京市西城区百万庄大街 24 号　　邮政编码：100037
网　　址：http://www.flp.com.cn
电　　话：010-68320579（总编室）　　010-68996179（编辑部）
印　　制：文畅阁印刷有限公司
经　　销：新华书店 / 外文书店
开　　本：787×1092mm　1/16
印　　张：13
字　　数：140 千
版　　次：2023 年 9 月第 1 版第 1 次印刷
书　　号：ISBN 978-7-119-13731-5
定　　价：59.00 元

前 言

中医药根植于中国文化沃土，在数千年的发展过程中，不断融入哲学、天文、地理、人文等多学科知识，形成了独特的理论体系和有效的防治疾病技术。中医药博大精深，不仅是中国文化的瑰宝，更是人类文明的珍贵遗产。

如今，中医药已传入190多个国家和地区，成为向世界介绍中国文化的重要名片。中医药的广泛传播可以让世界人民一起分享中医药维护健康、防治疾病的文明成果，助推人类健康事业的进一步发展。

《中医药里的中国故事》选取故事性和趣味性强的中医药典故，结合生活化的场景设置，寓繁于简；选取近些年中医药大事，让世界人民了解中医药知识、理念和文化，了解中医药对人类健康的贡献与中医药自身的发展。

本书中英文对照，图文并茂，有助于故事的传播。本书适用于世界各地广大中医药爱好者，特别是青少年的阅读。

《中医药里的中国故事》编委会
2021 年 10 月

✿ Preface ✿

Traditional Chinese medicine (TCM) originates from Chinese culture. During TCM's development over thousands of years, philosophy, astronomy, geography, humanities, and other scientific knowledge have been continually integrated into it. In this process, a unique TCM theoretical system and the technology to effectively prevent and treat diseases have been formed. TCM includes extensive and profound knowledge. It is a treasure of Chinese culture and a precious heritage of human civilization.

At present, TCM has spread to more than 190 countries and regions. It has become an important vehicle to introduce Chinese culture to the world. The wide spread of TCM allows people worldwide to share TCM's brilliant achievements in healthcare, disease prevention and treatment. Consequently, it will promote the cause of human health globally.

The *Stories of Traditional Chinese Medicine* contains many interesting TCM tales and literary allusions, combined with the scenes of life in order to concisely express the complex meanings. In addition, this book introduces major TCM events in recent years to allow people around the world to understand its knowledge, concepts and culture, and know its contribution to human health and its own progress.

This is a bilingual book published in Chinese and English. The pictures and captions are excellent, helping to more effectively spread the stories. This book is designed for TCM enthusiasts around the world, especially young readers.

The Editorial Committee of the *Stories of Traditional Chinese Medicine*

October 2021

目录
Contents

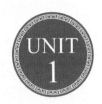

UNIT
1

独特的中医

Unique Traditional Chinese Medicine

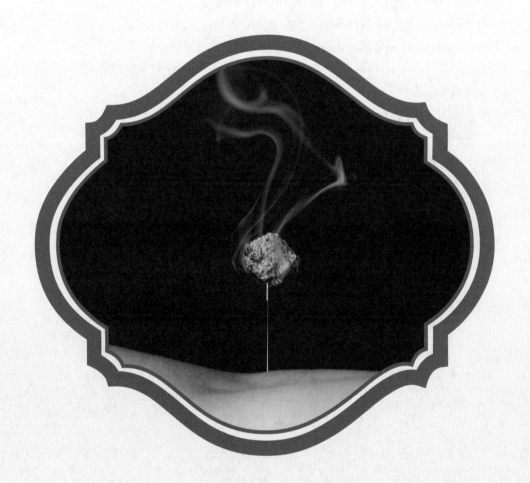

听中国故事 A Chinese Story

Wú jūtōng gān jiāng jiù rén
吴 鞠 通 干 姜 救 人

—— Life Saved by Wu Jutong with Dried Ginger
(Ganjiang, *Zingiberis Rhizoma*)

1. 吴鞠通 wú jū tōng
   physician's name
2. 干姜 gān jiāng zingiber;
   dried ginger
3. 治 zhì treat

Zài zhōngguó qīngdài (gōngyuán 1636~1911) yǒu wèi zhōngyī
在 中国 清代（公元 1636~1911）有 位 中医
jiào wú jūtōng (gōngyuán 1758~1836), tā shì yí wèi gāomíng
叫 吴 鞠通（公元 1758~1836），他 是 一 位 高明
de yīshēng, jīngcháng yòng gè zhǒng jiǎndān de fāngfǎ gěi rén zhìbìng.
的 医生，经常 用 各 种 简单 的 方法 给 人 治病。

In the Qing Dynasty (1636-1911), there was a TCM physician named Wu Jutong (1758-1836). He had excellent medical skills and treated patients with simple methods.

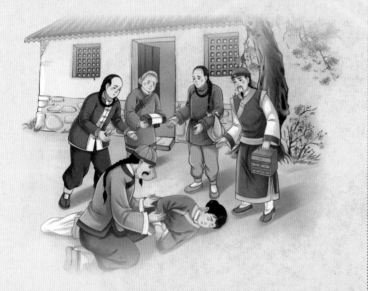

Yǒu yì tiān, wú jūtōng zài lùshang yùdàole yí wèi yūn dǎo
有 一 天，吴 鞠通 在 路上 遇到了 一 位 晕倒
de nǚrén. Tā mǎshàng zǒudào nǚrén shēnbiān, kàndào tā liǎnsè
的 女人。他 马上 走到 女人 身边，看到 她 脸色
bái de méiyǒu yìdiǎn xuèsè, yòu yǒu yì zhǒng nánwén de wèidào.
白 得 没有 一点 血色，又 有 一 种 难闻 的 味道。
Wú jūtōng mǎshàng wèn nǚrén de zhàngfu: "Nǐ qīzi zhīqián
吴 鞠通 马上 问 女人 的 丈夫："你 妻子 之前
yǒu shénme zhèngzhuàng." Nǚrén de zhàngfu shuō: "tā lādùzi
有 什么 症状。"女人 的 丈夫 说："她 拉肚子
yǐjīng wǔ tiān le."
已经 五 天 了。"

4. 遇 yù meet; come across
5. 晕 yūn unconscious; faint
6. 丈夫 zhàng fu husband
7. 妻子 qī zi wife
8. 之前 zhī qián before; prior
9. 症状 zhèng zhuàng symptom
10. 拉肚子 lā dù zi diarrhea

One day, Wu came across a woman lying unconscious on the road. He immediately walked over to the woman and saw that her face was pale and bloodless. At the same time, he noticed some bad smell. Wu immediately asked the woman's husband about his wife's previous symptoms. The man said that she had been suffering from diarrhea for five days.

Wú jūtōng yòu bǎ shǒuzhǐ fàngzài nǚrén shǒuwàn shàng, fāxiàn
吴鞠通又把手指放在女人手腕上，发现
nǚrén de shǒuwàn bīnglěng, màibó tiàodòng wēiruò。Tā pànduàn,
女人的手腕冰冷，脉搏跳动微弱。他判断，
nǚrén shì yīnwèi chángshíjiān lādùzi, méiyǒu jíshí zhìliáo, yòu
女人是因为长时间拉肚子，没有及时治疗，又
jiāshàng láolèi, suǒyǐ cái yūndǎo。Wú jūtōng qǔchū yí kuài gān
加上劳累，所以才晕倒。吴鞠通取出一块干
jiāng jiāogěi nǚrén de zhàngfu, ràng tā mǎshàng zhǔ yì wǎn jiāng tāng
姜交给女人的丈夫，让他马上煮一碗姜汤
sònglái。Tā yòu qǐng rén bāngmáng bǎ nǚrén táidào shù xià, gěi tā
送来。他又请人帮忙把女人抬到树下，给她
diǎn àn jǐ gè xuéwèi, hěn kuài nǚrén jiù qīngxǐng le yìxiē。Jiāng
点按几个穴位，很快女人就清醒了一些。姜
tāng sònglái hòu, wú jūtōng ràng nǚrén hēxià。Guòle yíhuìr,
汤送来后，吴鞠通让女人喝下。过了一会儿，
nǚrén sì zhī yǒule wēndù, mànmànde zuòle qǐlái, pángbiān de
女人四肢有了温度，慢慢地坐了起来，旁边的
rénmen dōu gǔ qǐ zhǎng。
人们都鼓起掌。

11. 腕　wàn　wrist
12. 冰冷　bīng lěng　ice-cold
13. 脉搏　mài bó　pulse
14. 微弱　wēi ruò　weak; feeble
15. 治疗　zhì liáo　treatment
16. 劳累　láo lèi　tired; fatigue
17. 煮　zhǔ　cook; boil
18. 抬　tái　carry
19. 穴位　xué wèi　acupoint
20. 醒　xǐng　awake
21. 肢　zhī　limb
22. 鼓掌　gǔ zhǎng　applaud

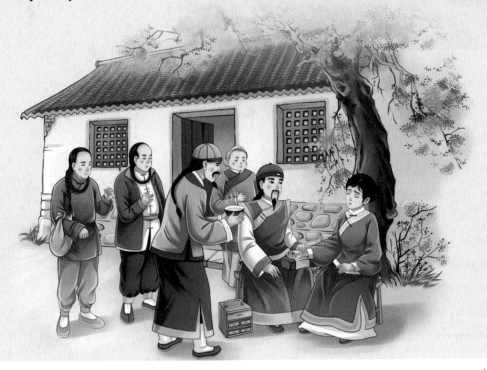

Wu put his fingers on the woman's wrist, finding that her skin was cold and her pulse was very weak. He judged that the cause was prolonged diarrhea, delayed treatment and fatigue. Then he took out a piece of dried ginger and gave it to the woman's husband. He told him to prepare a bowl of ginger tea immediately. And then he asked someone to help him carry the woman under a tree and pressed a few acupoints. The woman came round soon, and Wu told her to drink the ginger tea. After a while, her limbs warmed up, and she slowly sat up. The gathered crowd all applauded upon seeing this.

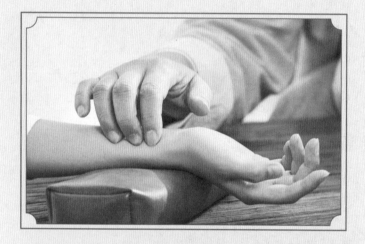

Zhōngyī tōngguò wàng、 wén、 wèn、 qiè pànduàn jíbìng fāshēng de
中医 通过 望、 闻、 问、 切 判断 疾病 发生 的
yuányīn、 fāzhǎn de qūshì, gěi chū zhǔnquè de zhìliáo fāng'àn。 Zhè
原因、 发展 的 趋势, 给 出 准确 的 治疗 方案。 这
shì zhōngyī zài jǐ qiān nián lǐ zǒngjié chū de zhìhuì。
是 中医 在 几 千 年 里 总结 出 的 智慧。

TCM physicians can determine the cause and prognosis of a disease by using the four examinations, i.e. inspection, listening and smelling, inquiry, pulse-taking and palpation. Then they can work out an accurate treatment plan. This is the wisdom of traditional Chinese medicine accumulated over thousands of years.

23. 疾病 jí bìng disease; illness
24. 趋势 qū shì trend
25. 方案 fāng àn plan; programme
26. 智慧 zhì huì wisdom; intelligence

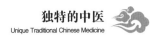

知识延伸 Extended Knowledge

wú jūtōng （gōngyuán 1758~1836），qīngdài （gōngyuán
吴 鞠通（公元 1758~1836），清代（公元
1636~1911）zhùmíng yīxuéjiā. tā shànyú zhìliáo gè zhǒng yǐ
1636~1911）著名 医学家。他善于 治疗 各 种 以
fārè wéi zhǔyào tèdiǎn de jíxìng rèbìng, zhù yǒu 《wēnbìng
发热 为 主要 特点 的 急性 热病，著 有《温病
tiáo biàn》 yì shū. tā hái tèbié zhòngshì yīshēng de dàodé
条 辨》一 书。他 还 特别 重视 医生 的 道德
jiàoyù, bèi hòurén chēngzàn.
教育，被 后人 称赞。

Wu Jutong (1758-1836) was a famous medical
scientist of the Qing Dynasty (1636-1911). He was
skilled at treating various acute fever, and was also the
author of the book *Detailed Analysis of Epidemic Warm
Diseases* (*Wenbingtiaobian*, 温病条辨). He also paid
special attention to physician's moral education, so he
was spoken highly by later generations.

27. 延伸 yán shēn extend

28. 著名 zhù míng famous
29. 著 zhù write
30. 温病条辨 wēn bìng tiáo biàn
name of the book
31. 道德 dào dé moral
32. 称赞 chēng zàn praise

Zhōngyī zhěnbìng de "fǎbǎo" sìzhěn fǎ
中医 诊病 的 "法宝" ——四诊 法
— Four Examinations – The "Magic Weapon" of TCM

Wàng、 wén、 wèn、 qiè, jiǎnchēng "sìzhěn". "Sìzhěn"
望 、 闻、 问、 切，简称 "四诊"。 "四诊"
shì yòng bùtóng fāngshì、 cóng bùtóng jiǎodù qù liǎojiě jíbìng, wèi
是 用 不同 方式、 从 不同 角度 去 了解 疾病，为
pànduàn jíbìng tígōng yījù.
判断 疾病 提供 依据。

Inspection, listening and smelling, inquiry, pulse-
taking and palpation are called the four examinations or four
diagnostic methods. It uses different ways to know the nature
of a disease, which provides evidence for correct treatment.

33. 法宝 fǎ bǎo magic weapon
34. 诊 zhěn diagnosis; examine
35. 提供 tí gōng provide
36. 依据 yī jù evidence

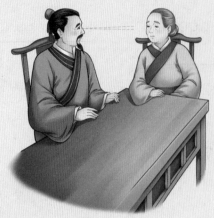

望诊
Wàngzhěn
Inspection

Chákàn bìngrén de miànsè、 shétāi děng, yǐ fāxiàn
查看 病人 的 面色、舌苔 等，以 发现
yìcháng biǎoxiàn.
异常 表现。

Check a patient's complexion, tongue coating, etc. to find out abnormalities.

37. 舌苔 shé tāi tongue coating
38. 异常 yì cháng
abnormal; unusual

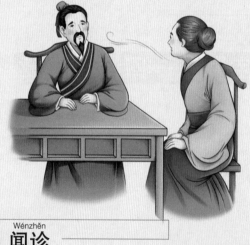

闻诊
Wénzhěn
Listening and Smelling

Tīng bìngrén de hūxī、 késou děng shēngyīn, yòng xiùjué
听 病人 的 呼吸、咳嗽 等 声音，用 嗅觉
fāxiàn yìcháng de qìwèi, yǐ liǎojiě jíbìng qíngkuàng.
发现 异常 的 气味，以 了解 疾病 情况。

Listen to a patient's breath, cough and other sounds, and use one's sense of smell to detect abnormal smells to know the condition.

39. 呼吸 hū xī breath
40. 咳嗽 ké sou cough
41. 嗅 xiù smell

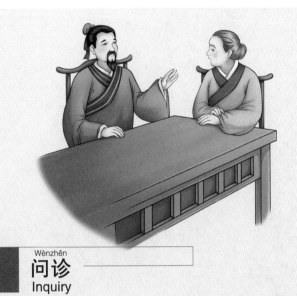

问诊
Wènzhěn
Inquiry

Xúnwèn bìngrén de gǎnjué、shēnghuó xíguàn děng, yǐ
询问 病人 的 感觉、生活 习惯 等，以
liǎojiě jíbìng qíngkuàng.
了解 疾病 情况。

Inquire a patient's feelings, habits and lifestyle,
etc. to know the condition.

42. 询问 xún wèn inquire; ask

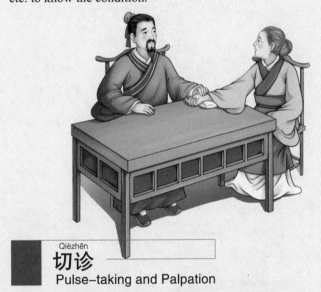

切诊
Qièzhěn
Pulse–taking and Palpation

Yòng shǒu chù àn bìngrén de màibó hé shēntǐ qítā
用 手 触 按 病人 的 脉搏 和 身体 其他
bùwèi, yǐ liǎojiě jíbìng qíngkuàng 。
部位，以 了解 疾病 情况 。

Feel a patient's pulse and other body parts to know
the disease condition.

43. 触 chù feel; touch

中医药小知识 TCM Tips

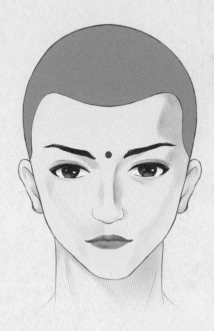

Yìntáng xué
印堂穴

Wèizhì: miànbù, liǎng méitóu liánxiàn zhōngdiǎn.
位置：面部，两眉头连线中点。
Gōngxiào: kě huǎnjiě tóutòng, shīmián, bíyán děng.
功效：可缓解头痛、失眠、鼻炎等。
Chángyòng cāozuò fāngfǎ: diǎn, àn, róu.
常用 操作方法：点、按、揉。

Yìntáng (EX-HN3)

Location: On the face, at the midpoint of the line between the two brows

Efficacy: Relieving headache, insomnia, rhinitis, etc.

Commonly-used operation methods: Finger-pressing, pressing, kneading

44. 位置 wèi zhì location
45. 眉 méi brow
46. 缓解 huǎn jiě relieve; ease
47. 眠 mián sleep
48. 鼻 bí nose
49. 炎 yán inflammation
50. 揉 róu knead

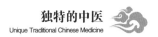
饮食与健康 Diet and Health

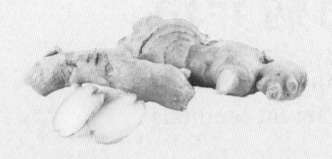

Shēng jiāng
【生 姜】

Yǒu sànhán、jiědú de zuòyòng. Kě huǎnjiě gǎnmào
有 散寒、解毒 的 作用。可 缓解 感冒
tóuténg yǐjí shòuliáng yǐnqǐ de ǒutù děng búshì; hái
头疼 以及 受凉 引起 的 呕吐 等 不适; 还
kě huǎnjiě yīn shíyòng yú děng shuǐchǎnpǐn ér chǎnshēng de
可 缓解 因 食用 鱼 等 水产品 而 产生 的
ǒutù děng.Shēng jiāng wàiyòng kěyǐ huǎnjiě yùnchē、huǎnjiě
呕吐 等。生姜 外用 可以 缓解 晕车、缓解
yīn diēdǎo yǐnqǐ de téngtòng.
因 跌倒 引起 的 疼痛。

【Fresh Ginger】
(Shengjiang, *Zingiberis Rhizoma Recens*)

It has the effect of dispelling cold and removing toxic substances. It works to alleviate common cold, headache and vomiting caused by chills or by eating fish and seafoods. It can also relieve motion sickness and pains from fall in external application.

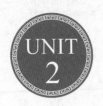

同病异治

Treating the Same Disease with Different Methods

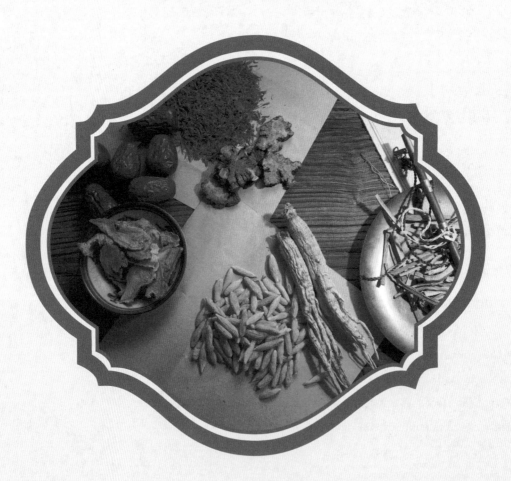

听中国故事 A Chinese Story

Tóngbìng   yìzhì   de   gùshi
同病 异治 的 故事

—— The Story of Treating the Same Disease with Different Methods

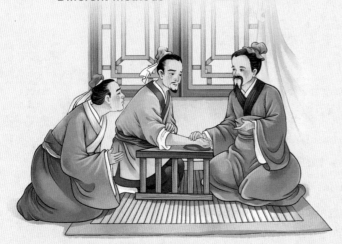

Zhōngguó dōnghàn shíqī (gōngyuán 25~220),   yǒu liǎng wèi
中国 东汉 时期（公元 25~220），有 两 位
guānyuán, yígè jiào ní xún、lìng yígè jiào lǐ yán. Tāmen tóngshí
官员，一个 叫 倪 寻、另 一个 叫 李 延。他们 同时
shēngbìngle,   jiù yìqǐ qù zhǎo huàtuó kànbìng. Cóng biǎomiàn shàng
生病了，就 一起 去 找 华佗 看病。从 表面 上
kàn, liǎng rén de bìngqíng wánquán yíyàng, dōu shì tóutòng fārè.
看，两 人 的 病情 完全 一样，都 是 头痛 发热。
Huàtuó zhěnduàn hòu,   què kāichūle liǎng zhǒng bùtóng de yàofāng. Liǎng
华佗 诊断 后，却 开出了 两 种 不同 的 药方。两
wèi bìngrén bù míngbai, wèishénme tóngyàng de jíbìng, yòng bùtóng de
位 病人 不 明白，为什么 同样 的 疾病，用 不同 的
yàofāng lái zhìliáo,   jiù xiàng huàtuó qǐngjiào.
药方 来 治疗，就 向 华佗 请教。

During the Eastern Han Dynasty (25-220), there were two government officials named Ni Xun and Li Yan. They fell ill at the same time, so both of them went to see Hua Tuo, a famous physician. It seemed they had similar symptoms—headache and fever. However, after examinations Hua Tuo worked out two different prescriptions. The two patients did not know the reason, so they asked Hua Tuo for an explanation.

1. 异 yì different
※2. 同病异治 tóng bìng yì zhì treating the same disease with different methods

3. 官 guān government official
4. 倪寻 ní xún official's name
5. 李延 lǐ yán official's name
6. 华佗 huà tuó physician's name
7. 却 què but

Huàtuó shuō: "Nǐmen liǎng gè rén, kànsì déle xiāngtóng
华佗 说："你们 两 个 人，看似 得了 相同
de jíbìng, dàn bìngyīn bù tóng. Zhìliáo ní xún de jíbìng yīnggāi
的 疾病，但 病因 不 同。治疗 倪 寻 的 疾病 应该
xiàng shūtōng jīshuǐ yíyàng, shǐyòng páifàng de fāngshì; zhìliáo lǐ
像 疏通 积水 一样，使用 排放 的 方式；治疗 李
yán de jíbìng yīnggāi xiàng shìfàng jùjí de rèqì yíyàng, shǐyòng
延 的 疾病 应该 像 释放 聚集 的 热气 一样，使用
sànrè de fāngshì, suǒyǐ yàofāng bù tóng." Liǎng wèi bìngrén tīng
散热 的 方式，所以 药方 不 同。" 两 位 病人 听
wán hòu, mǎshàng míngbaile huàtuó de gāomíng zhī chù. Ànshí chīyào
完后，马上 明白了 华佗 的 高明 之 处。按时 吃药
zhīhòu, tāmen de bìng hěn kuài jiù hǎo le.
之后，他们 的 病 很 快 就 好 了。

Hua said, "It seems you both have the same disease but the causes are different. For Ni Xun the dredging method is used to get rid of retained water; but for Li Yan the expelling method is used to clear retained heat. That is why different prescriptions are made." After hearing the talk, they had enormous respect and admiration for his medical wisdom. After taking the medicine prescribed by Hua, they all recovered soon.

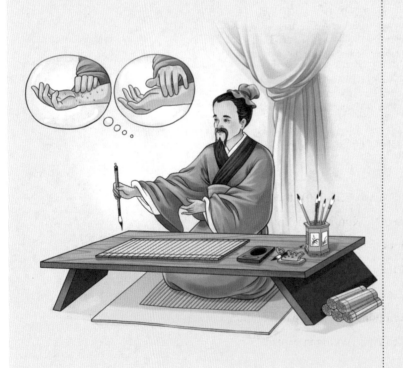

Zhōngyī qiángdiào biànzhèng lùnzhì, gēnjù jíbìng de bùtóng
中医 强调 辨证 论治，根据 疾病 的 不同
qíngkuàng, cǎiqǔ bùtóng de zhìliáo fāngfǎ. "Tóngbìng yìzhì" jiù
情况，采取 不同 的 治疗 方法。"同病 异治" 就
shì tǐxiàn biànzhèng lùnzhì de fāngshì zhī yī.
是 体现 辨证 论治 的 方式 之 一。

Traditional Chinese medicine lays stress on treatment based on syndrome differentiation. Different treating methods are adopted for different disease conditions. "Treating the same disease with different methods" is one of the ways to embody this principle.

11. 辨 biàn differentiate and analyse

※12. 辨证论治 biàn zhèng lùn zhì treatment based on syndrome differentiation

知识延伸 Extended Knowledge

Huàtuó (? ~ yuē gōngyuán 203), zhōngguó dōnghàn shíqī
华佗（? ～约 公元 203），中国 东汉 时期
(gōngyuán 25 ~ 220) yīxuéjiā. Tā yīshù gāomíng,
（公元 25 ～ 220）医学家。他 医术 高明，
jīngcháng dào bùtóng de dìfāng xíngyī, shànyú zhìliáo wàikē、
经常 到 不同 的 地方 行医，善于 治疗 外科、
nèikē、 fùkē、 érkē děng gè kē jíbìng. Wèi tígāo rénmen
内科、妇科、儿科 等 各 科 疾病。为 提高 人们
de tǐzhì, huàtuó fāmíngle wǔqínxì. Yǒu mázuì zuòyòng de
的 体质，华佗 发明了 五禽戏。有 麻醉 作用 的
"máfèisǎn" yě shì huàtuó fāmíng de, zài wàikē shǒushù
"麻沸散" 也 是 华佗 发明 的，在 外科 手术
shàng yǒu tūchū de gòngxiàn. Yīncǐ bèi hòurén zūnchēng wèi
上 有 突出 的 贡献。因此 被 后人 尊称 为
"wàikē bízǔ".
"外科 鼻祖"。

Hua Tuo (?-c.203), a Chinese medical scientist of the Eastern Han Dynasty (25-220) was good at medical skills. He practiced medicine in different places and he was proficient in treating internal, external, gynecological, pediatric diseases, etc. In order to improve people's constitutions, he developed the Five Mimic-animal Frolics and the Bubbling Drug Powder, an anesthetic, which made great contributions to surgery. That's why Hua Tuo has been honored as the forefather of surgery.

13. 妇 fù woman
14. 质 zhì quality
15. 禽 qín birds; formal general name for birds and beasts
16. 醉 zuì drunk; tipsy
※17. 麻沸散 má fèi sǎn Bubbling Drug Powder
18. 贡献 gòng xiàn contribution
19. 尊 zūn respect
20. 鼻祖 bí zǔ founder; forefather

中药 剂型 选用 智慧
Zhōngyào jìxíng xuǎnyòng zhìhuì

Wisdom of TCM Dosage Forms

中医 在 了解 病情 后, 会 根据 自己 的
Zhōngyī zài liǎojiě bìngqíng hòu, huì gēnjù zìjǐ de

分析 开出 不同 的 药方。医生 还 会 根据 患者 的
fēnxī kāichū bùtóng de yàofāng. Yīshēng hái huì gēnjù huànzhě de

病情、药性 的 特点, 制成 不同 的 剂型, 方便
bìngqíng, yàoxìng de tèdiǎn, zhìchéng bùtóng de jìxíng, fāngbiàn

病人 服用。如果 遇到 急 重 病情, 就 以 容易 被
bìngrén fúyòng. Rúguǒ yùdào jí zhòng bìngqíng, jiù yǐ róngyì bèi

快速 吸收 的 汤剂 为主。如果 遇到 慢性 疾病,
kuàisù xīshōu de tāngjì wéizhǔ. Rúguǒ yùdào mànxìng jíbìng,

中医 会 选择 吸收 缓慢、药效 持久 的 丸剂。
zhōngyī huì xuǎnzé xīshōu huǎnmàn, yàoxiào chíjiǔ de wánjì.

After correct diagnosis, TCM doctors are able to work out appropriate prescriptions based on their analysis of the condition. In addition doctors also decide the dosage form of herbal medicine according to patients' conditions and the properties of the medicine. For emergency cases decoction is usually suggested for better effect. For patients with chronic diseases, pills are often the first choice for slow absorption and long-lasting effect.

21. 剂 jì the form of herbal medicine
※22. 剂型 jìxíng dosage form

23. 患 huàn suffer from
24. 吸 xī absorb
25. 选择 xuǎn zé choose
26. 缓慢 huǎn màn slow
27. 丸 wán pill

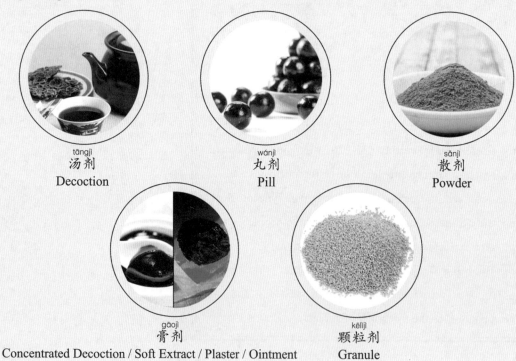

汤剂
tāngjì
Decoction

丸剂
wánjì
Pill

散剂
sǎnjì
Powder

膏剂
gāojì
Concentrated Decoction / Soft Extract / Plaster / Ointment

颗粒剂
kēlìjì
Granule

山楂 丸 是 怎么 制成 的

Shānzhā wán shì zěnme zhìchéng de

—— How to Make It

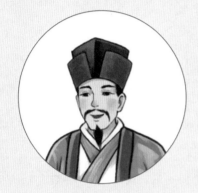

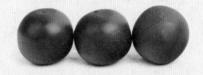

我们一起来看看有健胃消食功效的山楂丸是怎么制成的吧!

Let's take a look at how to prepare Hawthorn Pills, which have the action of invigorating the stomach and promoting digestion!

1. Gānzào de shānzhā qù hé dǎchéng fěn、chǎomàiyá dǎchéng fěn、chǎoliùshénqū dǎchéng fěn, hùnhé bèiyòng.

1. 干燥的 山楂 去核 打成 粉、炒麦芽 打成 粉、炒六神曲 打成 粉,混合 备用。

2. Fēngmì dǎorù guō zhōng, xiǎohuǒ zhǔ, bùtíng de jiǎobàn, zhízhì fēngmì màopào, dàochū liàng liáng bèiyòng.

2. 蜂蜜 倒入 锅 中,小火 煮,不停 地 搅拌,直至 蜂蜜 冒泡,倒出 晾 凉 备用。

3. Rèshuǐ zhōng dǎorù báitáng biànchéng zhètáng shuǐ, liàng liáng bèiyòng.

3. 热水 中 倒入 白糖 变成 蔗糖 水,晾 凉 备用。

4. Zài bùzhòu 1 de hùnhé yàofěn zhōng jiārù bùzhòu 2、bùzhòu 3 de fēngmì hé zhètáng shuǐ, huòchéng ní zhuàng.

4. 在 步骤 1 的 混合 药粉 中 加入 步骤 2、步骤 3 的 蜂蜜 和 蔗糖 水,和成 泥 状。

5. Róu cuō yàoní chéng tiáo, fàngrù cuōyàobǎn.

5. 揉搓 药泥 成 条,放入 搓药板。

6. Tuī lā cuōyàobǎn, cuōchū shānzhā wán chéngpǐn.

6. 推拉 搓药板,搓出 山楂 丸 成品。

1. Remove the cores of dried hawthorns and grind them into powder. Roast some malt and medicated leaven, and grind them into powder. Then mix them well.

2. Pour some honey into a pot and boil it on low flame. Stir constantly until the honey is bubbling. Take it out and cool it.

3. Put some white sugar in hot water. Stir it and cool it.

4. Put honey and sugar water in the herbal powder and make it into a paste.

28. 山楂　shān zhā　hawthorn

29. 干燥　gān zào　dry

30. 核　hé　core

31. 粉　fěn　powder

32. 炒　chǎo　fry; roast

33. 麦　mài　wheat

34. 芽　yá　sprout

35. 曲　qū　leaven; yeast

※36. 炒麦芽　chǎo mài yá　roast malt

※37. 炒六神曲　chǎo liù shén qū　roast medicated leaven

38. 混　hùn　mix

39. 蜂蜜　fēng mì　honey

40. 锅　guō　pot

41. 搅拌　jiǎo bàn　stir

42. 泡　pào　bubble

43. 晾　liàng　dry in the sun

44. 蔗　zhè　sugarcane

45. 步骤　bù zhòu　step

46. 泥　ní　paste

47. 搓　cuō　knead

5. A strip is made and put in a pill mould.

6. Push and pull the pill mould and finally get the pills.

中医药小知识 TCM Tips

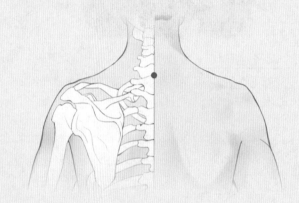

Dàzhuī   xué
大椎 穴

Wèizhì: xiàng bù, dìqī jǐngzhuī jítū xià āoxiàn chù, hòu
位置：项部，第七颈椎棘突下凹陷处，后
zhèngzhōngxiàn shàng.
正中线 上。

Gōngxiào: tuìrè, huǎnjiě bózi téngtòng.
功效：退热，缓解脖子疼痛。

Chángyòng cāozuò fāngfǎ: diǎn、 àn、 róu、 jiǔ.
常用 操作 方法：点、按、揉、灸。

Dàzhuī (GV14)

Location: On the neck, in the sunken part under the 7th
cervical spinous process and on the posterior midline

Efficacy: Bringing down fever and relieving neck pain

Commonly-used operation methods: Finger-pressing,
pressing, kneading, moxibustion

48. 大椎 dà zhuī an acupoint

49. 项 xiàng neck

50. 颈椎 jǐng zhuī cervical spine

51. 棘 jí spinous

52. 凹陷 āo xiàn sunken

53. 脖子 bó zi neck

54. 灸 jiǔ moxibustion

饮食与健康 Diet and Health

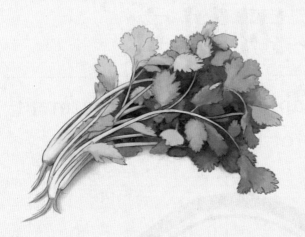

【芫荽】
Yánsuī

有发汗、消食开胃、止痛解毒的作用，可
Yǒu fāhàn、 xiāoshí kāiwèi、 zhǐtòng jiědú de zuòyòng, kě
缓解积食、感冒、消化不良等。食用芫荽有助于
huǎnjiě jīshí、 gǎnmào、 xiāohuà bùliáng děng. Shíyòng yánsuī yǒuzhùyú
增进食欲，调节胃肠蠕动，提高消化能力。
zēngjìn shíyù, tiáojié wèi cháng rúdòng, tígāo xiāohuà nénglì.

【Coriander Herb】
(Yansui, *Coriandrum sativum L.*)

It has the effect of inducing sweat, promoting digestion and whetting appetite, killing pain and removing toxic substances. It works to remove indigestion, common cold, whet appetite, regulate gastrointestinal motility and improve digestive ability.

55. 芫荽 yán suī coriander herb
56. 汗 hàn sweat
57. 肠 cháng intestines
58. 蠕 rú wriggle; squirm
※59. 消食开胃 xiāo shí kāi wèi promoting digestion and whetting appetite
※60. 止痛解毒 zhǐ tòng jiě dú killing pain and removing toxic substances

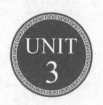

三因制宜

Three Adjustable Factors in Treatment for Diseases

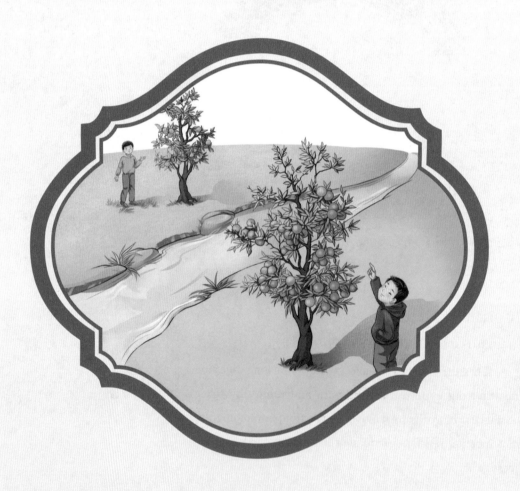

听中国故事 A Chinese Story

Gǔrén zhìhuì fàng guāngmáng
古人 智慧 放 光芒
—— The Shining Wisdom of the Ancients

Èrshí shìjì wǔshí niándài, zhōngguó huáběi dìqū de
二十 世纪 五十 年代, 中国 华北 地区 的
shíjiāzhuāng、 běijīng xiān hòu bàofāle yǐxíngnǎoyán. Dāngshí xīnzhōngguó
石家庄、 北京 先后 暴发了 乙型脑炎。 当时 新中国
gāng chénglì bùjiǔ, yīliáo tiáojiàn bù hǎo, yǐxíngnǎoyán yòu shì
刚 成立 不久, 医疗 条件 不 好, 乙型脑炎 又 是
yí gè shìjièxìng nántí, méiyǒu hěn hǎo de zhìliáo fāngfǎ, suǒyǐ
一个 世界性 难题, 没有 很 好的 治疗 方法, 所以
yìqíng chūqī bìngrén de sǐwánglǜ fēicháng gāo.
疫情 初期 病人 的 死亡率 非常 高。

In the 1950s, epidemic encephalitis type B broke out successively in Shijiazhuang and Beijing. At that time, the People's Republic of China had just been founded and the medical conditions were not so good. Epidemic encephalitis type B was a global problem with no reliable treatment method, so the mortality rate at the early stage was very high.

Zhōngyī zhuānjiā tuánduì duì shíjiāzhuāng liúxíng de yǐxíngnǎoyán
中医 专家 团队 对 石家庄 流行 的 乙型脑炎
rènzhēn fēnxī hòu, déchū de jiélùn shì: dāngshí de shíjiāzhuāng
认真 分析 后, 得出 的 结论 是: 当时 的 石家庄
zhèng chǔyú xiàjì, tiānqì yán rè, jiāshàng hóngshuǐ guòhòu, wén
正 处于 夏季, 天气 炎 热, 加上 洪水 过后, 蚊
chóng zēngduō, zàochéngle yǐxíngnǎoyán de liúxíng. Gēnjù bìngrén de
虫 增多, 造成了 乙型脑炎 的 流行。 根据 病人 的
gè zhǒng zhèngzhuàng, zhōngyī quèdìng shíjiāzhuāng de yǐxíngnǎoyán shì
各 种 症状, 中医 确定 石家庄 的 乙型脑炎 是
yǐ rè wéi zhǔ, suǒyǐ zài zhìliáo zhōng cǎiyòngle zhōngyī jīngdiǎn
以 热① 为主, 所以 在 治疗 中 采用了 中医 经典
yàofāng —— báihǔtāng, bìng zài cǐ jīchǔ shàng jiā jiǎn cǎoyào
药方——白虎汤, 并 在 此 基础 上 加减 草药
jìnxíng zhìliáo. Zuìzhōng, yìqíng bèi chénggōng kòngzhì. Shíjiāzhuāng
进行 治疗。 最终, 疫情 被 成功 控制。 石家庄
de zhìliáo fāngfǎ yě bèi quèdìngwéi zhìliáo yǐxíngnǎoyán de zhǐdǎo
的 治疗 方法 也 被 确定为 治疗 乙型脑炎 的 指导
fāngfǎ.
方法。

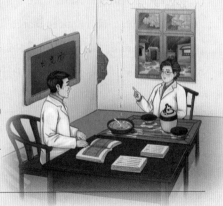

①热: 中医认为热是致病因素之一。

1. 芒 máng awn; needlelike things

2. 石家庄 shí jiā zhuāng Shijiazhuang, place name
3. 暴发 bào fā break out
4. 乙 yǐ second of the ten Heaven Stems; second
5. 型 xíng model; type
※6. 乙型脑炎 yǐ xíng nǎo yán epidemic encephalitis type B
7. 疫 yì epidemic
8. 亡 wáng mortality
9. 率 lǜ rate

10. 分析 fēnxī analyze
11. 季 jì season
12. 洪 hóng flood
13. 蚊 wén mosquito
14. 虫 chóng insect; worm; bug
15. 虎 hǔ tiger
16. 减 jiǎn decrease
17. 控制 kòng zhì control

After a careful analysis of the disease in Shijiazhuang, the TCM expert team came to the conclusion that it was caused by pathogenic heat in hot summer together with excessive mosquitoes after flood. According to patients' symptoms, the team believed that pathogenic heat[1] was the main factor, so they suggested to use Baihu Decoction, a classic TCM formula. They modified the ingredients based on patients' conditions. In the end, the epidemic was successfully controlled. The treatment for encephalitis type B in Shijiazhuang has been determined as the guiding method for the disease.

Dìèr nián, běijīng yě bàofāle yǐxíngnǎoyán. Chūqī,
第二年，北京也暴发了乙型脑炎。初期，
yīwù rényuán gēnjù shíjiāzhuāng de jīngyàn jìnxíng zhìliáo, dàn liáoxiào
医务人员根据石家庄的经验进行治疗，但疗效
bìng bù hǎo. Míng zhōngyī pú fǔzhōu xiānsheng zhùyìdào, dāngshí běijīng
并不好。名中医蒲辅周先生注意到，当时北京
zhèng chùyú chūqiū, yǔshuǐ duō, tiānqì wēnrè. Gēnjù běijīng
正处于初秋，雨水多，天气温热。根据北京
bìngrén de zhèngzhuàng, tā rènwéi zhèlǐ de yǐxíngnǎoyán shì yǐ shī
病人的症状，他认为这里的乙型脑炎是以湿②
wéizhǔ. Suǒyǐ, běijīng huànzhě de yòngyào xūyào zài báihǔtāng de
为主。所以，北京患者的用药需要在白虎汤的
jīchǔ shàng zàicì tiáozhěng. Zuìzhōng, yìqíng yòu yí cì bèi chénggōng
基础上再次调整。最终，疫情又一次被成功
kòngzhì.
控制。

18. 蒲辅周 pú fǔ zhōu
physician's name

The next year, encephalitis type B broke out in Beijing. At the initial stage, patients were treated with the experience in Shijiazhuang, but the results were not good. Pu Fuzhou, a well-known TCM physician noticed that it was early autumn and there was plenty of rain. The weather in Beijing was warm. Regarding the symptoms of the patients in Beijing, he believed that it was mainly caused by dampness[2]. Therefore, the treatment method based on the Baihu Decoction must be modified again. In the end, the disease in Beijing was once again successfully controlled.

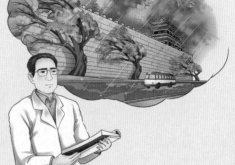

②湿：中医认为湿是致病因素之一。

[1]Heat: Heat is one of the pathogenic factors in traditional Chinese medicine.

[2]Dampness: Dampness is one of the pathogenic factors in traditional Chinese medicine.

Shìshí zhèngmíng, pú fǔzhōu xiānsheng jiéhé dāngshí bù tóng
事实 证明，蒲 辅周 先生 结合 当时 不同
dìyù、 bù tóng jìjié de qìhòu qíngkuàng, tíchū yǐ báihǔtāng
地域、不同 季节 的 气候 情况，提出 以 白虎汤
yàofāng wéi jīchǔ, gēnjù shíjiāzhuāng、 běijīng de jùtǐ dìyù、
药方 为 基础，根据 石家庄、北京 的 具体 地域、
qìhòu yīnsù jìnxíng yàofāng tiáozhěng shì wánquán zhèngquè de. Zhè
气候 因素 进行 药方 调整 是 完全 正确 的。这
biàn shì zhōngyī zhìbìng "sānyīn zhìyí" de shēngdòng tǐxiàn。
便 是 中医 治病 "三因 制宜" 的 生动 体现。

19. 域 yù region

Facts have proven that Mr. Pu Fuzhou's treatment method is completely correct. It was necessary to use the Baihu Decoction as the basis in treatment, but appropriate modification was needed because of different regional and climate factors. This case reflects the principle of the "three adjustable factors in treatment for diseases". In treating diseases, climatic and seasonal conditions, environment and an individual's constitution must be taken into consideration.

知识延伸 Extended Knowledge

Míng fāng báihǔtāng
名 方 白虎汤

—— Baihu Decoction, a Famous Formula

Báihǔtāng, zuì zǎo jìzǎi yú zhōngguó dōnghàn shíqī (gōngyuán
白虎汤，最 早 记载 于 中国 东汉 时期（公元
25~220) zhāng zhòngjǐng (gōngyuán 150?~219?) biānxiě de jīngdiǎn
25~220） 张 仲景（公元 150?~219?）编写 的 经典
yīshū 《shānghán lùn》 zhōng. Zhèyī yàofāng suīrán zhǐyǒu sì wèi
医书《伤寒 论》中。这一 药方 虽然 只有 四味
zhōngcǎoyào, què yīn dāpèi hélǐ, xiàoguǒ xiǎnzhù, tǐxiànle zhōngyī
中草药，却 因 搭配 合理，效果 显著，体现了 中医
yòngyào de kēxuéxìng。
用药 的 科学性。

20. 载 zǎi record
21. 张仲景 zhāng zhòng jǐng physician's name
22. 编 biān compile; organize
23. 寒 hán cold
24. 搭 dā collocate
25. 显著 xiǎn zhù remarkable

The Baihu Decoction was first recorded in the classic medical book *Treatise on Cold-induced Diseases* (*Shanghan lun*, 伤寒论) compiled by Zhang Zhongjing (150?-219?) of the Eastern Han Dynasty (25-220). Although this formula only consists of four herbal ingredients, it has a reasonable collocation and remarkable effect, which reflects the scientific nature of traditional Chinese medicine.

什么 是 三因 制宜

Shénme shì sānyīn zhìyí

What is the "three adjustable factors in treatment for diseases"

Sānyīn zhìyí yāoqiú yīnshí、 yīndì、 yīnrén lái zhìliáo
三因 制宜 要求 因时、 因地、 因人 来 治疗
jíbìng、 yǎnghù shēntǐ.
疾病、 养护 身体。

It means in treating diseases, climatic and seasonal conditions, environment and an individual's constitution must be taken into consideration.

因时 制宜

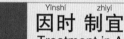

Yīnshí zhìyí

Treatment in Accordance with Climatic and Seasonal Conditions

Gēnjù qìhòu tèdiǎn, lái zhìdìng héshì de zhìliáo hé
根据 气候 特点，来 制定 合适 的 治疗 和
yǎngshēng yuánzé.
养生 原则。

Appropriate treatment and health preservation principles are determined according to specific climatic and seasonal characteristics.

因地 制宜

Yīndì zhìyí

Treatment in Accordance with Environment

Gēnjù bù tóng dìyù huánjìng tèdiǎn, lái zhìdìng héshì de
根据 不 同 地域 环境 特点，来 制定 合适 的
zhìliáo hé yǎngshēng yuánzé.
治疗 和 养生 原则。

Appropriate treatment and health preservation principles are determined according to different regional and environmental characteristics.

Yīnrén zhìyí
因人 制宜
Treatment in Accordance with an Individual's Constitution

Gēnjù bù tóng rén de niánlíng, xìngbié, tǐzhì děng bù tóng
根据 不 同 人 的 年龄、性别、体质 等 不 同
tèdiǎn, lái zhìdìng héshì de zhìliáo hé yǎngshēng yuánzé.
特点，来 制定 合适 的 治疗 和 养生 原则。

Appropriate treatment and health preservation principles are determined according to an individual's age, gender, constitution, etc.

26. 龄 líng age

Zhōngyī jiǎngjiu sānyīn zhìyí, jí yīnshí zhìyí, yīndì
中医 讲究 三因 制宜，即 因时 制宜、因地
zhìyí, yīnrén zhìyí. Zhè gè yuánzé tóngyàng yě shìyòng yú rìcháng
制宜、因人 制宜。这个 原则 同样 也 适用 于 日常
shēnghuó de qítā fāngmiàn, dāng wǒmen miànduì kùnnan de shíhou yě
生活 的 其它 方面，当 我们 面对 困难 的 时候 也
yào xuéhuì jùtǐ wèntí jùtǐ fēnxī, zhǔnquè kuàisù de jiějué
要 学会 具体 问题 具体 分析，准确 快速 地 解决
nántí.
难题。

These principles also apply to other aspects of our daily life. When we face concrete problems, we must learn to analyze them on a case-by-case basis to solve them accurately and quickly.

27. 讲究 jiǎng jiu pay attention to
28. 即 jí be; mean; namely

§ 中医药小知识 TCM Tips

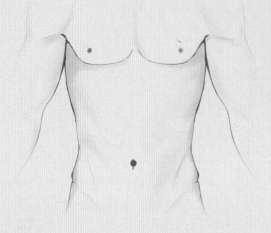

Shénquè   xué
神阙 穴

Wèizhì: fù bù,   dùqí zhōng.
位置：腹部，肚脐 中。
Gōngxiào: duì   fùxiè   yǒu fáng zhì zuòyòng.
功效：对 腹泻有 防治 作用。
Chángyòng cāozuò fāngfǎ: jiǔ.
常用 操作 方法：灸。

29. 阙 què watchtower on either
    side of a palace gate
30. 腹 fù abdomen
31. 肚 dù abdomen
32. 脐 qí navel
33. 腹泻 fù xiè diarrhea

Shénquè (CV8)

Location: On the abdomen, in the navel

Efficacy: Preventing and treating diarrhea

Commonly-used operation method: Moxibustion

饮食与健康 Diet and Health

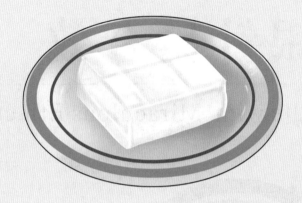

Dòufu
【豆腐】

Fāmíng yú liǎng qiān duō nián qián de zhōngguó. Dòufu yǒu qīngrè
发明于两千多年前的中国。豆腐有清热
jiědú、 shēngjīn rùnzào、 jiànpí yìqì děng zuòyòng, kě huǎnjiě
解毒、生津润燥、健脾益气等作用，可缓解
fěncì、 kǒugān yānzào、 bìng hòu shí shǎo děng.
粉刺、口干咽燥、病后食少等。

【Tufu】(Doufu)

Tofu was invented in China over two thousand years ago. It has the effect of clearing heat and removing toxic substances, promoting fluid production and relieving dryness, and invigorating spleen *qi*. It works to relieve acne, mouth and throat dryness, and poor appetite after illness.

34. 豆腐　dòu fu　Tofu

35. 津　jīn　body fluid
36. 润　rùn　moisten
37. 燥　zào　dryness
38. 脾　pí　spleen
39. 粉刺　fěn cì　acne
40. 咽　yān　throat
※41. 生津润燥　shēng jīn rùn zào
promoting fluid production and relieving dryness

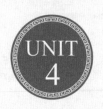
小小银针显奇效

A Filiform Needle with Miraculous Effect

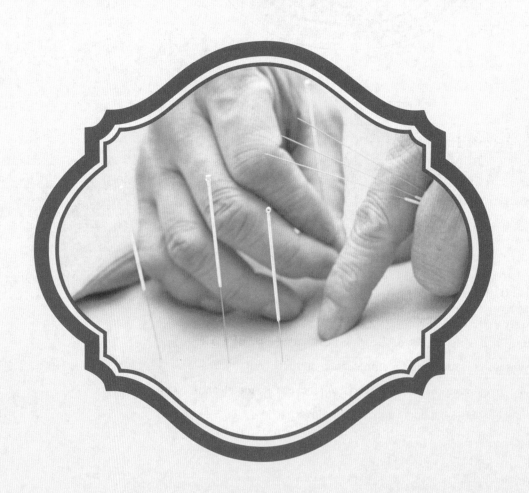

听中国故事 A Chinese Story

Xiǎoxiǎo yínzhēn xiǎn qí xiào
小小 银针 显 奇 效

—— A Filiform Needle with Miraculous Effect

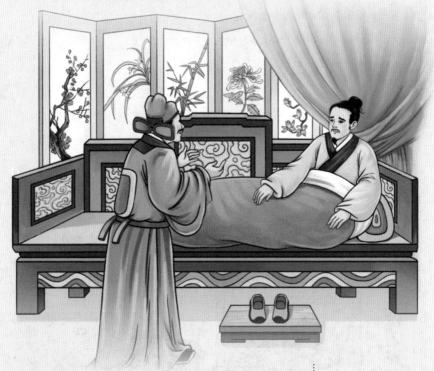

Xǔ hóngyǔ shì zhōngguó míngdài (gōngyuán 1368~1644) de
许鸿宇 是 中国 明代（公元 1368~1644） 的
yí wèi guānyuán. Yǒu yì nián, tā déle tuǐténg de jíbìng, yǐjīng
一 位 官员。有 一 年，他 得了 腿疼 的 疾病，已经
liǎng gè duō yuè le. Tā qǐngle hěn duō míngyī wèi tā zhìliáo,
两 个 多 月 了。他 请了 很 多 名医 为 他 治疗，
dōu méiyǒu xiàoguǒ. Yǒu yì tiān, tā de hǎo péngyou lái kàn tā,
都 没有 效果。有 一 天，他 的 好 朋友 来 看 他，
gàosu tā kěyǐ shìshi yīshēng yáng jìzhōu de zhēncì liáofǎ.
告诉 他 可以 试试 医生 杨 继洲 的 针刺 疗法。

Xu Hongyu was a government official of the Ming
Dynasty (1368-1644). One year, his leg hurt for more than two
months. He went to see many well-renowned physicians, but
he was not cured. One day, a good friend came to see him and
advised him to be treated by Yang Jizhou with acupuncture.

1. 许鸿宇　xǔ hóng yǔ　the name of an official
2. 杨继洲　yáng jì zhōu　physician's name
3. 针　zhēn　needle
4. 刺　cì　sting; stick
※5. 针刺　zhēn cì　acupuncture

Xǔ hóngyǔ bù xiāngxìn zhēncì huì zhìhǎo zìjǐ de tuǐténg,
许 鸿宇 不 相信 针刺 会 治好 自己 的 腿疼，
jiù méiyǒu qǐng yáng jìzhōu. Yòu guòle jǐ tiān, tā tuǐténg de gèng
就 没有 请 杨 继洲。又 过了 几 天，他 腿疼 得 更
lìhai le, cái pàirén qù qǐng yáng jìzhōu.
厉害 了，才 派人 去 请 杨 继洲。

6. 厉 lì stern; severe

At first, Xu Hongyu didn't believe that acupuncture was able to cure his leg problem, so he didn't take any action. A few days later, his leg worsened, then he had to ask Yang for help.

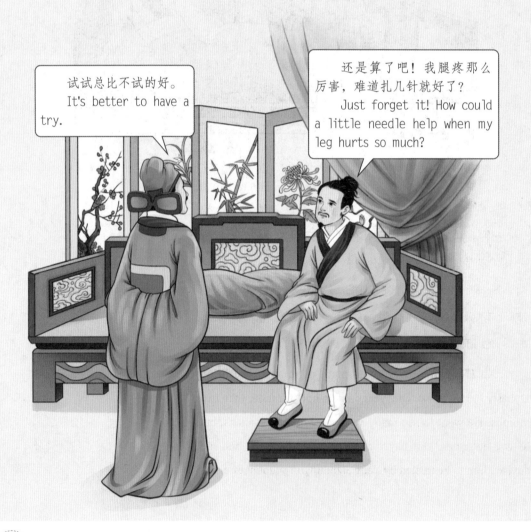

28

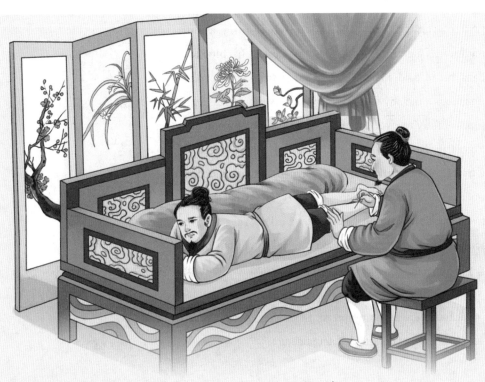

Yáng jìzhōu láidào xǔ hóngyǔ jiā, zǐxì wènle tā de
杨 继洲 来到 许 鸿宇 家，仔细 问了 他的
bìngqíng hòu shuōdào: "Nǐ zhè shì yīnwèi shòuhán, dǎozhì jīngluò
病情 后 说道：“你 这 是 因为 受寒，导致 经络
bù tōng, tuǐ cái huì yuèláiyuè téng. Zhēncì shì shūtōng jīngluò hěn
不 通，腿 才 会 越来越 疼。针刺 是 疏通 经络 很
hǎo de fāngfǎ, wǒ bǎozhèng nǐ de tuǐ yòng zhēncì zhìliáo hòu,
好 的 方法，我 保证 你 的 腿 用 针刺 治疗 后，
shí tiān zhī nèi jiù néng kāngfù." Cǐshí, xǔ hóngyǔ zhǐ shì
十 天 之 内 就 能 康复。” 此时，许 鸿宇 只 是
bànxìnbànyí, bàozhe shìshi de tàidù tóngyì le. Yáng jìzhōu
半信半疑，抱着 试试 的 态度 同意 了。杨 继洲
gěi tā zhēncìle huántiào xué hé xuánzhōng xué①. Hěn kuài, xǔ
给 他 针刺了 环跳 穴 和 悬钟 穴①。很 快，许
hóngyǔ jiù gǎnjué tā de tuǐténg jiǎnqīngle xǔduō. Xǔ hóngyǔ
鸿宇 就 感觉 他 的 腿疼 减轻了 许多。许 鸿宇
gǎnjué fēicháng shénqí, jiù ràng yáng jìzhōu měi tiān gěi tā zhēncì.
感觉 非常 神奇，就 让 杨 继洲 每 天 给 他 针刺。
Guǒrán, búdào shí tiān, tā de tuǐ jiù hǎo le, Xǔ hóngyǔ zìcóng
果然，不到 十 天，他 的 腿 就 好 了。许 鸿宇 自从
bìngqíng kāngfù hòu, jiù jīngcháng xuānchuán yáng jìzhōu de zhēncì
病情 康复 后，就 经常 宣传 杨 继洲 的 针刺
liáofǎ. Jiànjiànde, zhēncì zhìbìng de shénqí, yě mànmàn chuánbō
疗法。渐渐地，针刺 治病 的 神奇，也 慢慢 传播
kāilái. Tóngshí, rénmen yě dōu zhīdàole yáng jìzhōu de zhēncì
开来。同时，人们 也 都 知道了 杨 继洲 的 针刺
yīshù fēicháng gāochāo.
医术 非常 高超 。

7. 络 luò the collateral channels

8. 疑 yí skeptical
9. 抱 bào cherish; harbour

10. 减 jiǎn subtract; deduct

11. 渐 jiàn gradually

①环跳穴和悬钟穴：是位于下肢的两个穴位，可治疗腰腿疼痛。

After arriving Yang made detailed inquiry about his condition. Then Yang said, "This is caused by blocked meridians due to cold, that's why you suffer from severe pain. Acupuncture is a therapy that works to unblock meridians. I am sure you will fully recover within ten days after the treatment." At the moment, Xu Hongyu was still skeptical, but he agreed to have a try because he had no choice. Yang applied acupuncture to Huántiào (GB30) and Xuánzhōng (GB39)[1]. As expected, the pain eased gradually. Xu felt fantastic, and asked Yang to give him acupuncture treatment every day. In less than ten days, his leg was fully recovered. After that, Xu started to publicize Yang's acupuncture therapy widely, and soon the miraculous effect of acupuncture began to spread. Since then, people knew that Yang Jizhou was very good at acupuncture.

Zhēn jiǔ, zǎo zài shù qiān nián qián de zhōngyī jīngdiǎn zhùzuò
针 灸，早 在 数 千 年 前 的 中 医 经 典 著 作
《huángdì nèijīng》 zhōng jiù yǒu zhuānmén piānzhāng jìzǎi. Zhēn
《黄 帝 内 经》 中 就 有 专 门 篇 章 记 载。针
jiǔ de chuánchéng yǔ fāzhǎn ràng wúshù rén yuǎnlí jíbìng dàilái
灸 的 传 承 与 发 展 让 无 数 人 远 离 疾 病 带 来
de tòngkǔ, ràng zhōngyīyào jìshù búduàn dádào xīn de gāodù,
的 痛 苦，让 中 医 药 技 术 不 断 达 到 新 的 高 度，
ér zhèyàng de fāzhǎn yīkào de shì wúshù zhōngyīyào cóngyèzhě,
而 这 样 的 发 展 依 靠 的 是 无 数 中 医 药 从 业 者、
xìnfèngzhě de xìnxīn hé zhīchí.
信 奉 者 的 信 心 和 支 持。

12. 帝 dì emperor
13. 承 chéng bear; hold; carry
14. 无 wú nothing; nil

15. 依靠 yī kào rely on
16. 奉 fèng receive; esteem; revere

Acupuncture and moxibustion, as early as thousands of years ago, were recorded in a special chapter of the classic work of TCM *Huangdi's Canon of Medicine* (*Huangdineijing*, 黄帝内经). The inheritance and development of acupuncture have enabled countless people to stay away from the pain caused by diseases. Acupuncture and moxibustion boosted the TCM technology to a new height, the foundation of which relies on the confidence and support of countless TCM professionals and believers.

[1]Huántiào (GB30) and Xuánzhōng (GB39): Two acupoints located on the lower limbs, which are selected to treat lower back and leg pains.

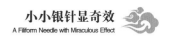

知识延伸 Extended Knowledge

针 灸 铜 人
Zhēn jiǔ tóng rén

—— Acupuncture Bronze Figure

2017 nián zhōngguó xiàng shìjiè wèishēng zǔzhī zèngsòngle yí
2017 年，中国 向 世界 卫生 组织 赠送了一
jù fǎngsòng zhēn jiǔ tóng rén. Zhēn jiǔ tóng rén zuòwéi zhōngguó yì
具 仿宋 针 灸 铜 人。针 灸 铜 人 作为 中国 一
zhāng liànglì de míngpiàn, zhǎnxiàn zài shìjiè miànqián. Zhēn jiǔ tóng rén
张 靓丽 的 名片，展现 在 世界 面前。针 灸 铜 人
de quán míng shì "sòng tiānshèng zhēn jiǔ tóng rén", shì yóu sòngdài (gōng
的 全 名 是 "宋 天圣 针 灸 铜 人"，是 由 宋代（公
yuán 960~1279) zhēnjiǔxuéjiā wáng wéiyī fāmíng zhùzào de. Zhēn
元 960~1279） 针灸学家 王 惟一 发明 铸造 的。针
jiǔ tóng rén fāmíng qián, mínjiān hěn duō zhēn jiǔ yīshēng, zài gěi
灸 铜 人 发明 前，民间 很 多 针 灸 医生，在 给
bìngrén zhìbìng shí, shì tōngguò shǒu ànyā zhǎo xuéwèi. Dāngshí,
病人 治病 时，是 通过 手 按压 找 穴位。当时，
hái méiyǒu tǒngyī guīfàn de zhēnjiǔ túpǔ cānzhào, shènzhì, yǒuxiē
还 没有 统一 规范 的 针灸 图谱 参照，甚至，有些
shū zhōng jìzǎi de xuéwèi、 jīngluò de wèizhì zài chāolù shí bèi
书 中 记载 的 穴位、经络 的 位置 在 抄录 时 被
yílòu. Wáng wéiyī dānxīn, yīshēng wúfǎ zhèngquè de zhīdao zhǐdìng
遗漏。王 惟一 担心，医生 无法 正确 地 知道 指定
xuéwèi de wèizhì, ér dǎozhì yīliáo shìgù de fāshēng, yúshì tā
穴位 的 位置，而 导致 医疗 事故 的 发生，于是 他
fāmíngle zhēn jiǔ tóng rén.
发明了 针 灸 铜 人 。

In 2017, China gave an imitation-Song-dynasty style acupuncture bronze figure to the World Health Organization. As a beautiful business card of China, it is displayed to the world. Its full name is "Song-Dynasty Tiansheng Acupuncture Bronze Figure", invented and cast by Wang Weiyi, an acupuncturist of the Song Dynasty (960-1279). Before its appearance, many folk acupuncturists selected acupoints by hand touch. At that time, there was no uniform or standardized acupuncture chart for reference. Even worse, some of the texts concerning acupoints and meridians were missed on copying. Wang was worried about medical accidents that might happen when acupoints were wrongly selected, so he invented the acupuncture bronze figure.

17. 铜　tóng　bronze

18. 赠送　zèng sòng　present

19. 靓丽　liàng lì　beautiful

20. 宋　sòng　name of a dynasty; surname

21. 王惟一　wáng wéi yī physician's name

22. 铸　zhù　cast

23. 谱　pǔ　register

24. 置　zhì　set up; establish

25. 抄　chāo　copy

26. 遗　yí　lost; omit

27. 漏　lòu　leak

28. 担　dān　carry on a shoulder pole; take on

29. 无　wú　not have; be without

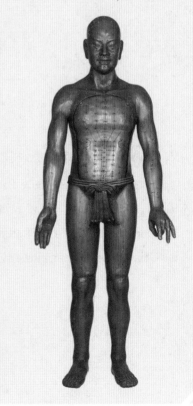

Zhēn jiǔ tóng rén biǎomiàn diāokèzhe 14 tiáo jīngmài hé 354
针 灸 铜 人 表面 雕刻着 14 条 经脉 和 354
gè xuéwèi, xuéwèi pángbiān dōu kèyǒu xuémíng. Wèile néng jiǎnyàn
个 穴位, 穴位 旁边 都 刻有 穴名。为了 能 检验
yīshēngmen duì xuéwèi de liǎojiě hé zhēncì de zhǔnquèdù, wáng wéiyī
医生们 对 穴位的 了解 和 针刺 的 准确度, 王 惟一
jiāng shuǐ cóng tóng rén dǐngbù zhùrù tǐnèi, wàimiàn yòu yòng là
将 水 从 铜 人 顶部 注入 体内, 外面 又 用 蜡
mìfēng, shǐ shuǐ búhuì liúchū, yě kànbujiàn tóng rén biǎomiàn de
密封, 使 水 不会 流出, 也 看不见 铜 人 表面 的
xuéwèi míng. Kǎoshì de yīshēng zhǐyào zhǔnquè zhāzhòng xuéwèi, yètǐ
穴位 名。考试的 医生 只要 准确 扎中 穴位, 液体
jiù huì cóng xuéwèi zhōng liúchū.
就会 从 穴位 中 流出。

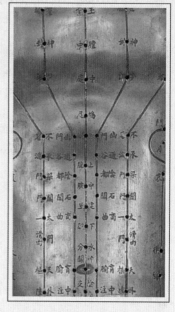

There are 14 body meridians and 354 acupoints carved on the surface of the acupuncture bronze figure. The acupoint names are also marked beside them. In order to test physicians' understanding of acupoints, Wang injected water into the figure from the top, and sealed the acupoints including names with wax. In examination, if an acupoint was correctly needled, water would flow out.

30. 雕 diāo carve; eagle
31. 脉 mài pulse; passages through which vital energy circulates
32. 蜡 là wax
33. 密 mì close; dense; thick
34. 扎 zhā puncture; prick

Zhēn jiǔ tóng rén kāichuàngle shìjiè shàng yòng tóng rén zuòwéi
针 灸 铜 人 开创了 世界 上 用 铜 人 作为
réntǐ móxíng jìnxíng zhēn jiǔ jiāoxué de xiānhé, yě shì zhōngguó
人体 模型 进行 针 灸 教学 的 先河, 也 是 中国
rénmín yǔ jíbìng kàngzhēng de jīngyàn hé zhìhuì jiéjīng.
人民 与 疾病 抗争 的 经验 和 智慧 结晶。

35. 模 mó standard; example
36. 型 xíng mould; model
37. 抗 kàng against
38. 晶 jīng bright; brilliant; crystal

The acupuncture bronze figure was the forerunner in the world in utilizing the bronze man as a human model to teach acupuncture. It is also a fruit of the experience and wisdom of the Chinese people in fighting against diseases.

中医药小知识 TCM Tips

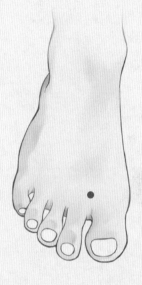

Tàichōng xué
太冲穴

Wèizhi: zúbèi, dìyī, dìèr zhígǔ dǐ jiéhébù qiánfāng
位置：足背，第一、第二 跖骨 底 结合部 前方
āoxiàn zhōng.
凹陷 中。

Gōngxiào: huǎnjiě tóuyūn, tòngjīng, zúbèi tòng.
功效：缓解 头晕、痛经、足背 痛。

Chángyòng cāozuò fāngfǎ: diǎn, àn, róu, jiǔ.
常用 操作 方法：点、按、揉、灸。

39. 太冲 tài chōng an acupoint

40. 跖 zhí metatarsal

Tàichōng (LR3)

Location: On the back of the foot, in the front sunken part of the junction of the first and second metatarsals

Efficacy: Relieving dizziness, dysmenorrhea and instep pains

Commonly-used operation methods: Finger-pressing, pressing, kneading, moxibustion

饮食与健康 Diet and Health

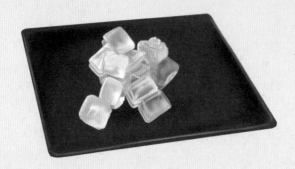

Bīngtáng

【冰糖】

Yǒu bǔzhōng héwèi、 rùnfèi zhǐké de zuòyòng, kě huǎnjiě
有 补中 和胃、 润肺 止咳 的 作用， 可 缓解
fèizào késou, yě kě yòngzuò jiějiǔ.
肺燥 咳嗽， 也 可 用作 解酒。

【Rock Sugar】(Bingtang, *Crystal Sugar*)

It has the effect of invigorating the spleen and stomach, harmonizing the stomach, and moistening the lung to arrest cough. It works to remove lung dryness and cough, and sober up.

41. 冰 bīng ice
※42. 冰糖 bīng táng rock sugar
43. 胃 wèi stomach

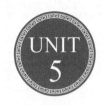

中医妙用蜂蜜

Ingenious Use of Honey by TCM Physicians

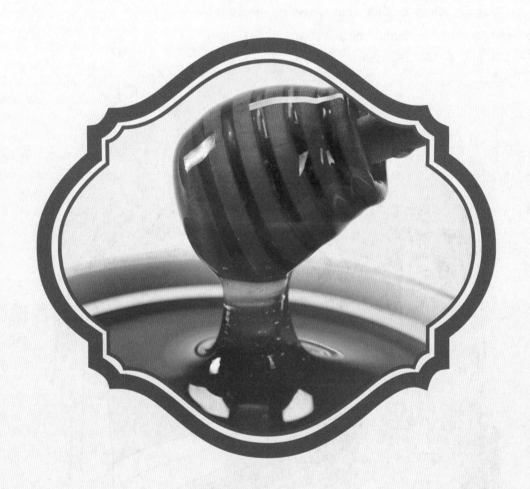

听中国故事 A Chinese Story

Fēngmì miào yòng
蜂蜜 妙 用

—— Ingenious Use of Honey (Fengmi, *Mel*)

Yǒu yì tiān, chén zìmíng gěi yí wèi bìngrén kànbìng. Zhè
有 一 天，陈 自明 给 一 位 病人 看病。这
wèi bìngrén zhīqián lādùzi zhǎo yīshēng kànbìng, yīnwèi yòngyào bù
位 病人 之前 拉肚子 找 医生 看病，因为 用药 不
héshì, yòu dǎozhìle biànmì, shífēn tòngkǔ.
合适，又 导致了 便秘，十分 痛苦。

One day, Chen Ziming went to see a patient. This

patient previously had diarrhea and asked a physician for help.

Unfortunately, he was wrongly treated and he began to suffer

from constipation.

1. 陈 chén surname

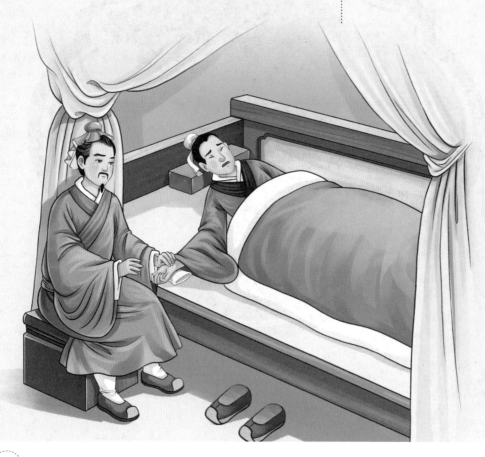

Chén zìmíng gěi bìngrén kāile zhìliáo biànmì de yàofāng. Tā
陈 自明 给 病人 开了 治疗 便秘 的 药方。他
kàndào bìngrén hěn tòngkǔ de yàngzi, xīnxiǎng, yàofāng suī yǒu le,
看到 病人 很 痛苦 的 样子，心想，药方 虽 有 了，
dàn děng bìngrén chīshàng yào hái xūyào jǐ gè xiǎoshí. Zhèshí, tā
但 等 病人 吃上 药 还 需要 几 个 小时。这时，他
yòu xiǎngdàole kěyǐ gèng kuài jiěchú bìngrén tòngkǔ de fāngfǎ.
又 想到了 可以 更 快 解除 病人 痛苦 的 方法。

Chen Ziming wrote a prescription for him. But when
he saw that the patient was in a lot of pain and had to wait for
some time to take the medicine, he decided to do something for
the patient.

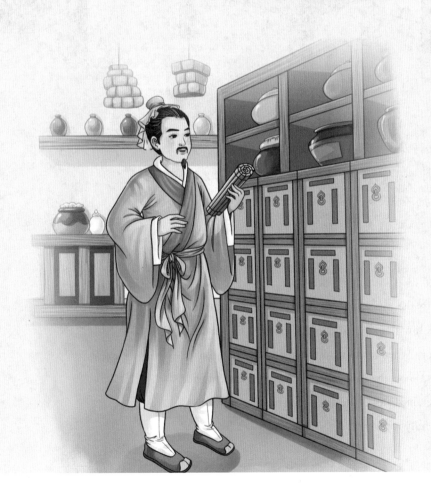

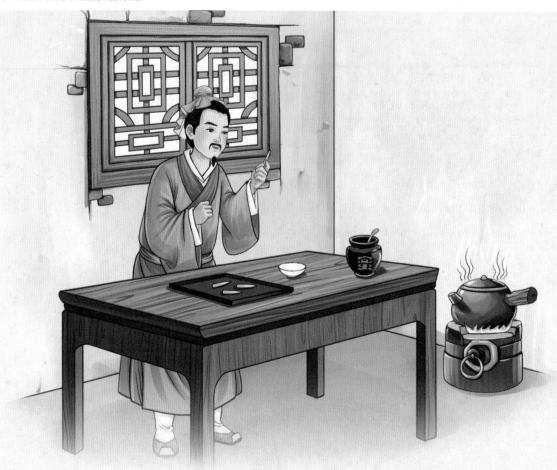

他来到药房，取了一勺蜂蜜，用微火煎一下，稍稍冷却后，把它捏成一头稍尖的细条。陈自明把做好的蜂蜜条拿出来，将尖头朝前，轻轻送进病人的肛门。很快，病人将积累了几天的大便排出去了，顿时舒服很多。几天后，病人就完全康复了。

He went to the pharmacy, took a spoonful of honey and heated it on low flame, then cooled it down. He made a suppository with it. When it was ready he gently inserted it into the patient's anus. Soon, the patient made bowel movement and discharged the retained stools and felt much better. A few days later, the patient fully recovered.

2. 勺 sháo spoon; ladle
3. 稍 shāo a little; a bite; slightly; a trifle
4. 细 xì thin; slender
5. 尖 jiān pointed; sharp
6. 肛 gāng anus

Rènhé hángyè de fāzhǎn, dōu líbùkāi chuánchéng yǔ
任何 行业 的 发展，都 离不开 传承 与
chuàngxīn. Zài chuánchéng yōuxiù jīyīn de jīchǔ shàng búduàn de
创新。在 传承 优秀基因 的 基础 上 不断地
chuàngxīn, hángyè cái néng dédào chángzú fāzhǎn. Zhōngyīyào jiù zhèyàng
创新，行业 才 能 得到 长足 发展。中医药 就 这样
jīngguò wúshù rén de chuánchéng, chuàngxīn, cái yǒule jīntiān de
经过 无数人 的 传承 、创新，才 有了 今天 的
huīhuáng, chéngdānqǐ wèi rénlèi jiànkāng bǎojià hùháng de zérèn.
辉煌，承担起 为 人类 健康 保驾 护航 的 责任。

The development of any industry is inseparable from inheritance and innovation. Only through continuous innovation on the basis of inheritance can marked progress be achieved. The glory of traditional Chinese medicine is the result of continuous inheritance and innovation with the efforts made by many people. Eventually it assumes the responsibility for safeguarding human health.

7. 优秀 yōu xiù excellent
8. 辉 huī brightness; splendour
9. 煌 huáng bright; brilliant
※10. 辉煌 huī huáng brilliant; splendid; glorious
11. 驾 jià the emperor; harness; draw; ride
12. 航 háng boat; ship

知识延伸 Extended Knowledge

中医 四大 经典 著作
Zhōngyī sì dà jīngdiǎn zhùzuò

Four Classic Works of Traditional Chinese Medicine

Zhōngyī sì dà jīngdiǎn zhùzuò 《huángdì nèijīng》 《nànjīng》
中医 四大 经典 著作《黄帝 内经》《难经》
《shénnóng běncǎo jīng》《shānghán zábìng lùn》duì zhōngyīyào de
《神农 本草 经》《伤寒 杂病 论》对 中医药 的
fāzhǎn yǒuzhe jùdà de zhǐdǎo zuòyòng hé yánjiū jiàzhí.
发展 有着 巨大 的 指导 作用 和 研究 价值。

The four classic works of traditional Chinese medicine are *Huangdi's Canon of Medicine*, *Classic of Difficulties* (*Nanjing*, 难经), *Shennong's Classic of Materia Medica* (*Shennongbencaojing*, 神农本草经) and *Treatise on Cold-induced and Miscellaneous Diseases* (*Shanghanzabing lun*, 伤寒杂病论). They have played a significant guidance and research role in the development of traditional Chinese medicine.

13. 巨大 jù dà huge; tremendous; gigantic
14. 研究 yánjiū research

蜂蜜 与 中药材 加工
Honey and the Processing of Chinese Herbal Medicines

蜂蜜，在 几 千 年 前，就 被 列 为 重要 的 中药材 之一，它 用途 广泛，功效 强大。蜂蜜 有 润燥 止咳、解毒 等 作用，常 被 用于 咳嗽、便秘 等 疾病，也 可 外用 治疗 水 火 烫伤 等。

Honey was regarded as an important Chinese herbal medicine for thousands of years. It is used widely with powerful action. It has the effect of moistening dryness and arresting cough, and removing toxic substances. It is often taken orally to treat cough, constipation and so on. It is also used externally to treat scalds caused by boiling water or fire.

15. 列 liè arrange; list; enter in a list
16. 途 tú way; road; route
17. 烫 tàng scald; burn

蜂蜜 是 中成药 生产 过程 中 的 一 种 良好 辅料。蜂蜜 对 植物 类 草药 有 很 好 的 粘合 作用，有利于 中成药 的 成型；蜂蜜 还 对 无 粘性 的 药物 有 湿润 作用，并且 利于 药物 在 体 内 的 分解；蜂蜜 配合 加工 制作 甘草，可以 增强 对 脾 有益 的 功效。

Honey is a good excipient in the production of Chinese patent medicines. It can bind the herbal medical materials together to take shape. It has the moisturizing effect for non-sticky herbal materials. It helps the medicines to break down in the body. Licorice processed with honey is good to the spleen function.

18. 粘 zhān glue; stick; paste
19. 型 xíng mould

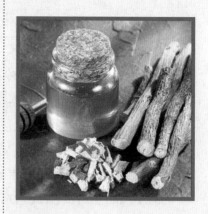

中医药小知识 TCM Tips

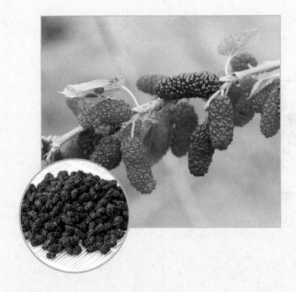

Sāngshèn
桑椹

Rùyào bùwèi: guǒshí.
入药 部位：果实。

Gōngxiào: shēngjīn zhǐkě, rùncháng tōngbiàn.
功效：生津 止渴，润肠 通便。

Mulberry Fruit (Sangshen, *Mori Fructus*)

Part used as medicine: Fruit

Action: Promoting fluid production and quenching thirst, moistening intestines and relaxing bowels

20. 桑椹 sāng shèn Mulberry Fruit

※21. 生津止渴 shēng jīn zhǐ kě promoting fluid production and quenching thirst

饮食与健康 Diet and Health

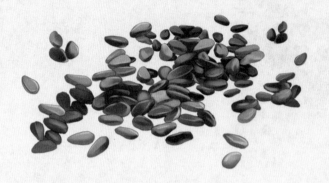

【芝麻】 Zhīma

Zhōngguó sì dà shíyòng yóuliào zuòwù zhī yī, yǒu hěn hǎo de
中国 四 大 食用 油料 作物 之一，有 很 好 的
rùncháng tōngbiàn de zuòyòng. Hēi zhīma jùyǒu zīyǎng gānshèn、 wūfà
润肠 通便 的 作用。黑 芝麻 具有 滋养 肝肾、乌发
de zuòyòng.
的 作用 。

【Sesame】(Zhima, *Sesamum Indicum I.*)

It is one of the four major edible oil crops in China. It
works to moisten intestines and relax bowels. Black sesame has
the effect of nourishing the liver and kidney, and keeping hair
black.

22. 芝麻 zhī ma sesame

23. 乌 wū dark; black

※24. 润肠通便 rùn cháng tōng
biàn moistening intestines
and relaxing bowels

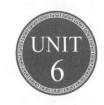
大自然的时钟

The Clock of Nature

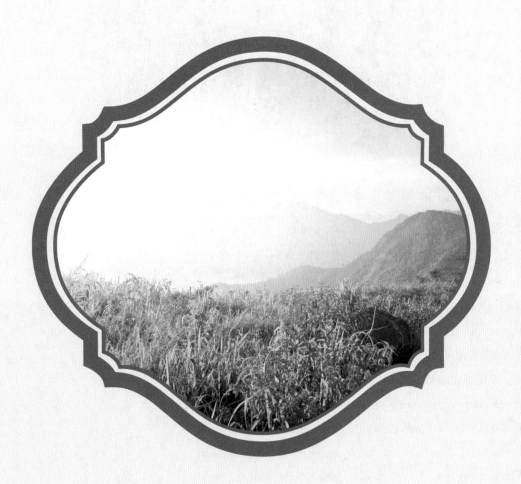

听中国故事 A Chinese Story

Xiàkūcǎo   de   gùshi
夏枯草 的 故事

The Story of Common Selfheal Fruit Spike
(Xiakucao, *Prunellae Spica*)

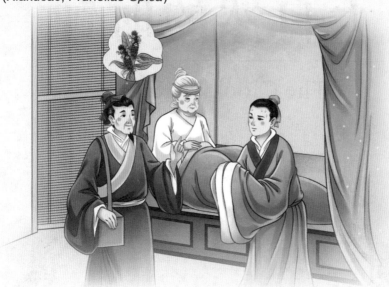

Yì nián xiàtiān, zhāng sān de mǔqīn shēngle bìng, bózi
一年 夏天，张 三 的 母亲 生了 病，脖子
zhǒngdà, fēicháng tòngkǔ. Zhāng sān hěn zháojí, jiù mǎshàng qù qǐng
肿大，非常 痛苦。张 三 很 着急，就 马上 去 请
yīshēng. Yīshēng gàosu tā, shān shàng yǒu zhǒng cǎoyào kěyǐ zhìliáo
医生。医生 告诉 他，山 上 有 种 草药 可以 治疗
zhè zhǒng bìng. Yúshì, zhāng sān gēnzhe yīshēng shàngshān cǎi yào.
这 种 病。于是，张 三 跟着 医生 上山 采 药。
Yīshēng tíxǐng tā zhè zhǒng cǎoyào yíguò xiàzhì jiù zhǎo bú dào
医生 提醒 他 这 种 草药 一过 夏至 就 找 不 到
le. Chī yào hòu, zhāng sān mǔqīn de bìng guǒrán jiù hǎo le.
了。吃 药 后，张 三 母亲 的 病 果然 就 好 了。

One summer, Zhang San's mother fell ill, and her neck was swollen with pain. Zhang was very anxious, so he immediately went to see a physician. The physician told him there was a kind of herb growing in mountains that could cure her disease. Zhang followed the physician up to the mountains to collect the herb. The physician reminded him that the herb would disappear after the Summer Solstice. After taking the herb, Zhang's mother recovered as expected.

1. 枯 kū withered
2. 肿 zhǒng swollen

Chūqiū shí, dāngdì xiànguān de mǔqīn yě déle tóngyàng de
初秋 时，当地 县官 的 母亲 也 得了 同样 的
bìng, xiànguān sìchù qiúyī. Zhāng sān tīngshuō hòu, jiù mǎshàng pǎoqù
病，县官 四处 求医。张 三 听说 后，就 马上 跑去
gàosu xiànguān, shān shàng yǒu yì zhǒng cǎoyào kěyǐ zhì zhè zhǒng
告诉 县官，山 上 有 一 种 草药 可以 治 这 种
bìng, qǐng xiànguān pàirén hé tā yìqǐ shàngshān cǎi yào. Dāng tāmen
病，请 县官 派人 和 他 一起 上山 采 药。当 他们
láidào shān shàng, què méiyǒu zhǎodào nà zhǒng cǎoyào. Xiànguān fēicháng
来到 山 上，却 没有 找到 那 种 草药。县官 非常
shēngqì, yánlì de chéngfále zhāng sān.
生气，严厉 地 惩罚了 张 三。

3. 县官 xiàn guān county magistrate

4. 严厉 yán lì severe
5. 惩罚 chéng fá punish

In early autumn, the mother of the local county magistrate also fell ill with the same disease, and the magistrate looked everywhere for a cure. When Zhang heard of this, he immediately ran to tell the county magistrate that there was a herbal medicine growing in mountains that could cure the disease and suggested the county magistrate to send someone to go to the mountains with him to collect the herb. Upon arriving at a mountain, they could not find the herbal medicine. The county magistrate was very angry and severely punished Zhang.

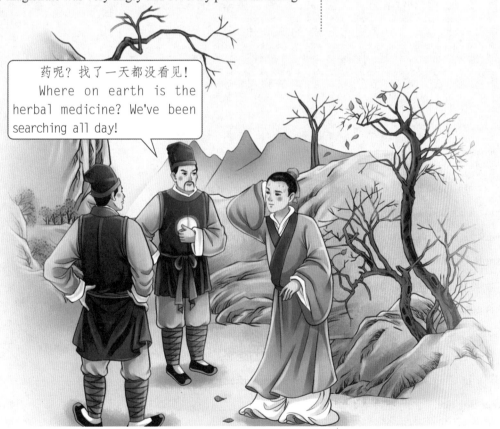

药呢？找了一天都没看见！
Where on earth is the herbal medicine? We've been searching all day!

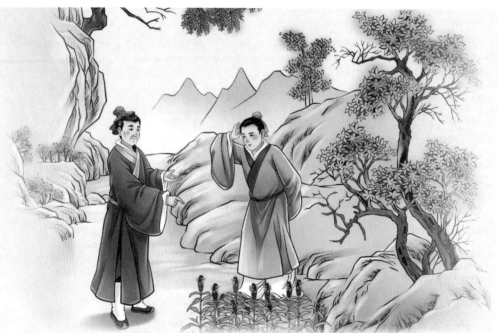

Dìèr nián xiàtiān, zhāng sān yòu yùdàole gěi mǔqīn zhìbìng
第二年夏天，张三又遇到了给母亲治病
de yīshēng, tā hěn shēngqì de wèn yīshēng, wèishénme shān shàng
的医生，他很生气地问医生，为什么山上
zhǎo bú dào nà zhǒng cǎoyào. Yīshēng xiào le xiào, dàizhe zhāng sān
找不到那种草药。医生笑了笑，带着张三
zàicì láidào shān shàng. Kànzhe mǎn pō de nà zhǒng cǎoyào, zhāng
再次来到山上。看着满坡的那种草药，张
sān xiǎngqǐ yīshēng céngjīng tíxǐngguò tā, zhèzhǒng cǎoyào guòle
三想起医生曾经提醒过他，这种草药过了
xiàzhì jiù zhǎo bú dào le. Zhāng sān bùhǎoyìsi de dīxiàle
夏至就找不到了。张三不好意思地低下了
tóu.
头。

6. 坡 pō hillside

Hòulái rénmen wèile fāngbiàn jìzhù zhèzhǒng cǎoyào, jiù gěi
后来，人们为了方便记住这种草药，就给
tā qǔmíng "xiàkūcǎo".
它取名"夏枯草"。

In the summer of the next year, Zhang encountered the physician who cured his mother again. He angrily asked him why he couldn't find the herb in the mountains. The physician smiled and took Zhang to the mountain again. Upon viewing the herb growing all over the mountain, Zhang remembered his admonition that the herb would disappear after the Summer Solstice. Zhang bowed his head in embarrassment.

Later, the local people called this herb "Xiakucao"(夏枯草), in Chinese it means a herb which withers after the Summer Solstice.

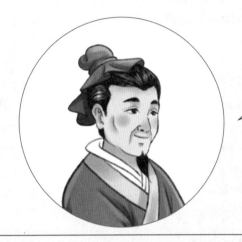

为什么张三会感到
不好意思呢？
Why did Zhang San
feel embarrassed?

Xiàkūcǎo zuòwéi yí wèi zhōngcǎoyào, shì dàzìrán gěi rénlèi
夏枯草 作为 一 味 中草药，是 大 自然 给 人类
de lǐwù, zhǐyǒu zài héshì de jìjié cǎizhāi, cái néng fāhuī
的 礼物，只有 在 合适 的 季节 采摘，才 能 发挥
tā de yàoyòng jiàzhí. Yǎngshēng yě shì zhè ge dàoli, zhǐyǒu àn
它 的 药用 价值。养生 也 是 这 个 道理，只有 按
zìránguīlǜ shēnghuó, cái bù róngyì shēngbìng.
自然规律 生活，才 不 容易 生病。

7. 季节　jì jié　season
8. 发挥　fā huī　give play to
9. 规律　guī lǜ　law; regular
　　pattern

As a Chinese herbal medicine, Common Selfheal Fruit Spike (Xiakucao, *Prunellae Spica*) is a gift endowed by nature to mankind. It can only give play to its medicinal value when it is picked in the right season. This logic also applies to health preservation. Only by living according to the law of nature can one avoid falling ill easily.

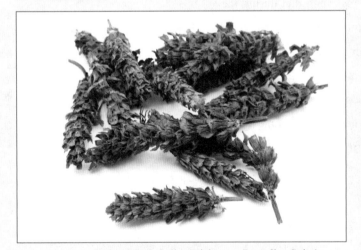

Common Selfheal Fruit Spike (Xiakucao, *Prunellae Spica*)

知识延伸 Extended Knowledge

夏至 的 习俗
Xiàzhì de xísú

—— Customs during the Summer Solstice

夏至是 中国 二十四 节气 中 代表 炎热 开始
Xiàzhì shì zhōngguó èrshísì jiéqì zhōng dàibiǎo yánrè kāishǐ
的 节气，时间 为 阳历 6 月 21 日 或 22 日，也 是
de jiéqì, shíjiān wéi yánglì 6 yuè 21 rì huò 22 rì, yě shì
中国 白天 最 长，黑夜 最 短 的 一天。在 中国，
zhōngguó báitiān zuì cháng, hēiyè zuì duǎn de yìtiān. Zài zhōngguó,
南 北 方 生活 习惯 差异 很 大，同一个 季节，在
nán běi fāng shēnghuó xíguàn chāyì hěn dà, tóngyígè jìjié, zài
吃 的 习俗 上 就 各有 不同。夏至 这 一天 中国
chī de xísú shàng jiù gè yǒu bù tóng. Xiàzhì zhè yìtiān zhōngguó
民间 各 地 有着 不同 的 养生 习俗，以 江苏 为
mínjiān gè dì yǒuzhe bùtóng de yǎngshēng xísú, yǐ jiāngsū wéi
代表 有 吃 "三鲜" 的 习俗：地 三鲜、树 三鲜、
dàibiǎo yǒu chī "sānxiān" de xísú: dì sānxiān, shù sānxiān,
水 三鲜；在 北方 则 有 "冬 吃 饺子 夏 吃面" 的
shuǐ sānxiān; zài běifāng zé yǒu "dōng chī jiǎozi xià chīmiàn" de
习俗。
xísú.

The Summer Solstice is one of the twenty-four solar terms in China that corresponds to the beginning of the hot days in a year. It falls on June 21st or 22nd of the solar calendar, and it is marked by the longest daytime and shortest night in China. The living habits in northern China differ from those in southern China, especially regarding diet during the same season. On the day of the Summer Solstice people in different areas have different ways for health preservation. For instance, Jiangsu is a representative province, where the local people prefer to eat "three fresh foods", i.e. fresh foods from the ground, trees or water; but in northern China, people like to "eat dumplings in winter and noodles in summer".

10. 习俗 xí sú custom

11. 江苏 jiāng sū Jiangsu, name of province
12. 鲜 xiān fresh
13. 则 zé used to indicate contrast

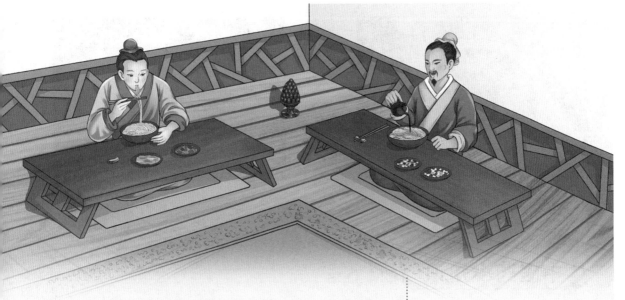

Ràng wǒ zhège zhōngguótōng wèi xǐhuān měishí de péngyoumen
让 我 这个 中国通 为 喜欢 美食 的 朋友们
jièshào yíxià zhōngguó de miàntiáo ba! Zhōngguó shǒudū de lǎo
介绍 一下 中国 的 面条 吧! 中国 首都 的 老
běijīng zhàjiàng miàn、ròusī miàn；hénán tèsè huìmiàn、suāntāng
北京 炸酱 面、肉丝 面；河南 特色 烩面、酸汤
miàn；chóngqìng xiǎomiàn；jiāngsū yángchūn miàn、sānxiān miàn；shānxī
面；重庆 小面；江苏 阳春 面、三鲜 面；山西
dāoxiāo miàn、yóumiàn；shǎnxī de yóupō miàn、sàozi miàn；lánzhōu
刀削 面、莜面；陕西 的 油泼 面、臊子 面；兰州
lāmiàn；dōngběi de lěngmiàn；wǔhàn règān miàn děngděng,zhōngguó de
拉面；东北 的 冷面；武汉 热干 面 等等,中国 的
miàntiáo tài duō le, wǒ shǔ bù qīng, hái shì qù zhōngguó qīnzì
面条 太 多 了, 我 数 不 清, 还是 去 中国 亲自
pǐncháng ba!
品尝 吧!

14. 炸酱 zhá jiàng bean paste

15. 丝 sī shred

16. 烩 huì stew

17. 酸 suān sour

18. 削 xiāo pare with knife

19. 莜面 yóu miàn naked oat noodles

20. 陕西 shǎn xī Shaanxi, name of province

21. 泼 pō splash

22. 臊子 sào zi minced meat

23. 兰州 lán zhōu Lanzhou, name of city

24. 尝 cháng taste; take a bite

Let me (a China hand) introduce noodles to the friends who like delicious Chinese food: Beijing bean paste noodles and shredded meat noodles; Henan stewed noodles and sour soup noodles; Chongqing spicy noodles; Jiangsu noodles in plain sauce and three-delicacy noodles; Shanxi pared noodles and naked oat noodles; Shaanxi cooking oil splashing noodles and minced meat noodles; Lanzhou hand-pulled noodles; northeast cold noodles; Wuhan hot noodles with sesame paste, etc. There are countless kinds of noodles in China. Please go to China and take a bite by yourself!

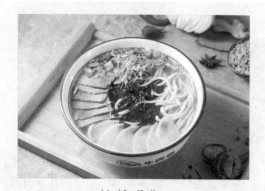

Lánzhōu lāmiàn
兰州 拉面
Lanzhou hand-pulled noodles

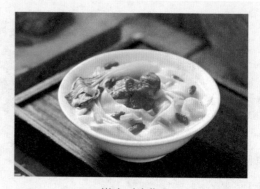

Hénán huìmiàn
河南 烩面
Henan stewed noodles

中医药小知识 TCM Tips

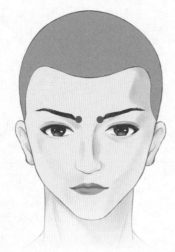

Cuánzhú xué
攒竹 穴

Wèizhì: miànbù, liǎngcè méitóu xiàfāng āoxiàn zhōng.
位置：面部，两侧 眉头 下方 四陷 中。
Gōngxiào: huǎnjiě dǎgé、 shì wù bù qīng.
功效：缓解 打嗝、视 物 不 清。
Chángyòng cāozuò fāngfǎ: diǎn、 àn、 róu.
常用 操作 方法：点、按、揉。

Cuánzhú (BL2)

Location: On the face, within the sunken part under the brows on both sides

Efficacy: Relieving hiccups and blurred vision

Commonly-used operation methods: Finger-pressing, pressing, kneading

25. 攒竹 cuán zhú an acupoint
26. 侧 cè side

27. 嗝 gé hiccup

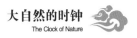

饮食与健康 Diet and Health

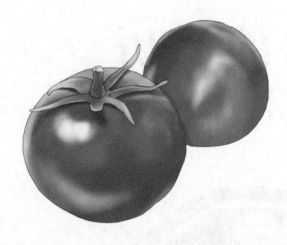

【西红柿】
Xīhóngshì

有生津止渴、健胃消食、清热解毒的
Yǒu shēngjīn zhǐkě、 jiànwèi xiāoshí、 qīngrè jiědú de
作用，可以缓解口渴、食欲不振等，对高血压
zuòyòng, kěyǐ huǎnjiě kǒukě、 shíyù bú zhèn děng, duì gāoxuèyā
有一定的预防作用。
yǒu yídìngde yùfáng zuòyòng.

【Tomato】

(Xihongshi, *Lycopersicon Esculentum Mill.*)

It has the effect of promoting fluid production and quenching thirst, invigorating the stomach and resolving food stagnation. It works to clear heat, remove toxic substances, relieve thirst and poor appetite, and prevent hypertension to some extent.

28. 西红柿　xī hóng shì　tomato

29. 欲　yù　desire

30. 振　zhèn　rise with force and spirits; stimulate

※31. 健胃消食　jiàn wèi xiāo shí invigorating the stomach and resolving food stagnation

※32. 清热解毒　qīng rè jiě dú clearing heat and removing toxic substances

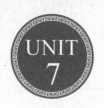

药名的来历

The Origin of Names of Herbs

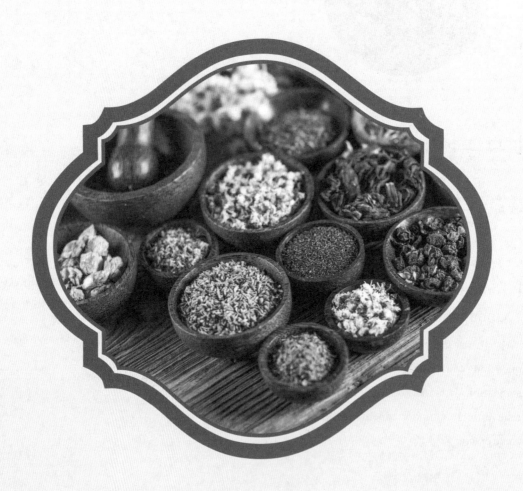

听中国故事 A Chinese Story

Dùzhòng de gùshi
杜仲 的 故事

—— The Story of Eucommia Bark (Duzhong, *Eucommiae Cortex*)

Hěnjiǔ yǐqián, zài zhōngguó dòngtínghúbiān shēnghuózhe yì qún
很久 以前， 在 中国 洞庭湖边 生活着 一 群
lā chuán de qiànfū。
拉 船 的 纤夫。

Once upon a time, a group of boat trackers lived by the Dongting Lake in China.

1. 杜仲 dù zhòng eucommia bark

2. 洞庭湖 dòng tíng hú Dongting Lake

3. 纤 qiàn towrope; a rope for towing a boat

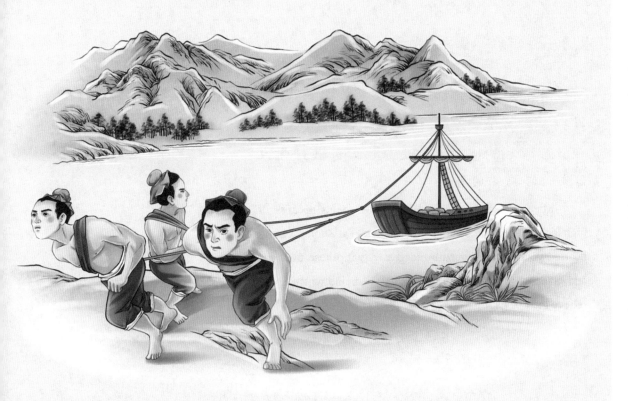

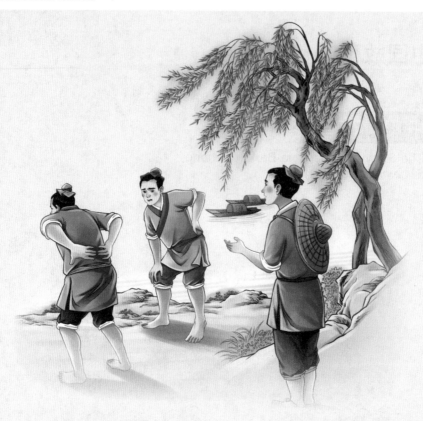

Yóuyú zài cháoshī de huánjìng xià gāo qiángdù gōngzuò, hěn duō
由于在潮湿的环境下高强度工作，很多
qiànfū zǒngshì yāo téng. Yǒu yí wèi shànliáng de niánqīngrén jiào dù
纤夫总是腰疼。有一位善良的年轻人叫杜
zhòng, tā fēicháng tóngqíng zhèxiē qiànfū, juéxīn yào zhǎodào kěyǐ
仲，他非常同情这些纤夫，决心要找到可以
jiěchú tāmen bìngtòng de yào.
解除他们病痛的药。

Many of them contracted lower back pains because of high labor intensity and humid environment. Du Zhong, a kind-hearted young man, sympathized greatly with these trackers, and made up his mind to find a herbal medicine which could relieve their pains.

4. 潮湿　cháo shī　humid
5. 腰　yāo　lower back; waist
6. 善良　shàn liáng　kind-hearted

Xúnzhǎo cǎoyào de shíhou, dù zhòng yùdàole yí wèi cǎiyào
寻找 草药 的 时候，杜 仲 遇到了 一 位 采药
de lǎorén. Zhè wèi lǎorén hěn zànshǎng dù zhòng de xíngwéi, jiù
的 老人。这 位 老人 很 赞赏 杜 仲 的 行为，就
gěile tā yí kuài shùpí, bìng gàosu tā zhè zhǒng shùpí kěyǐ
给了 他 一 块 树皮，并 告诉 他 这 种 树皮 可以
zhìliáo yāoténg, hái gàosu tā zài nǎlǐ kěyǐ zhǎodào zhè zhǒng
治疗 腰疼，还 告诉 他 在 哪里 可以 找到 这 种
shùpí.
树皮。

When Du Zhong looked for a herbal cure, he met an
old man who was collecting herbs. The old man admired Du
Zhong, so he gave him a piece of bark, telling him it could treat
lower back pains and where he could find it.

7. 寻　xún　search
8. 赞赏　zàn shǎng　admire

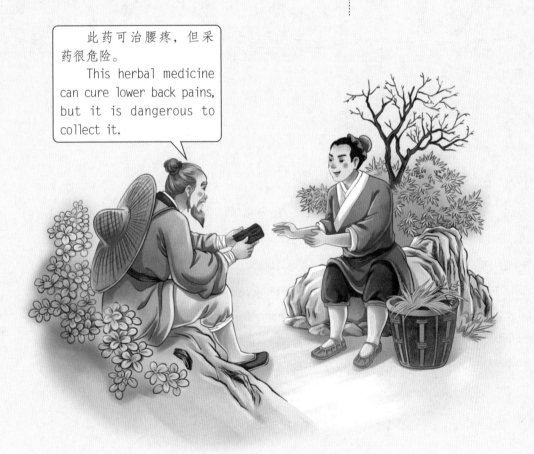

此药可治腰疼，但采药很危险。

This herbal medicine can cure lower back pains, but it is dangerous to collect it.

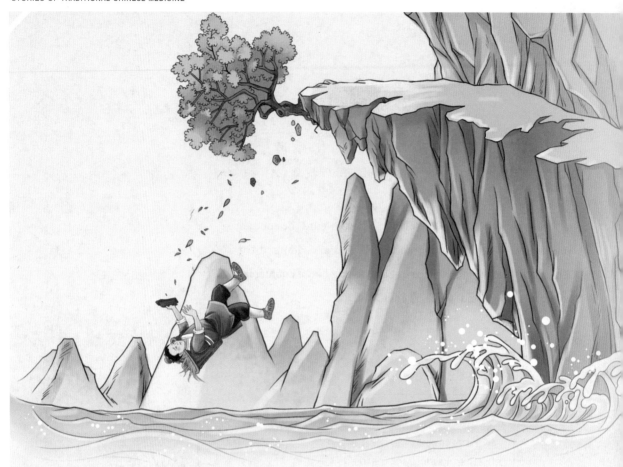

Dù zhòng ànzhào cǎiyào lǎorén de zhǐyǐn, zài shān shàng
杜 仲 按照 采药 老人 的 指引，在 山 上
cǎidàole xǔduō kěyǐ zhìliáo yāoténg de shùpí. Zài huílái de lù
采到了 许多 可以 治疗 腰疼 的 树皮。在 回来 的 路
shàng, yīnwèi tài lèi, jiǎo xià bù wěn, bùxiǎoxīn diàodàole shān
上，因为 太 累，脚 下 不 稳，不小心 掉到了 山
xià de héliúlǐ.
下 的 河流里。

Following the old man's instructions, Du Zhong collected

a lot of the bark that could treat lower back pains from the

mountain. He was very tired on his way back, and accidentally

tumbled and fell into a river below the mountain.

9. 指引 zhǐ yǐn guide;
   instruction

10. 稳 wěn steady; firm

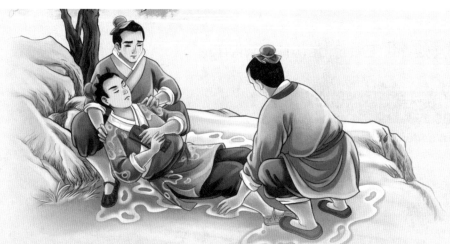

Dāng rénmen zài hé biān fāxiàn dù zhòng shí, tā yǐjīng sǐ
当 人们 在 河边 发现 杜仲 时，他 已经 死
le, dàn tā huái lǐ hái jǐnjǐnde bàozhe yìxiē shùpí. Hòulái,
了，但 他 怀里 还 紧紧地 抱着 一些 树皮。后来，
rénmen wèile jìniàn dù zhòng, jiù bǎ zhè zhǒng néng zhìliáo yāoténg
人们 为了 纪念 杜仲，就 把 这 种 能 治疗 腰疼
de yàocái qǔmíng wéi "dùzhòng".
的 药材 取名 为 "杜仲"。

Du Zhong was already dead when he was found by the riverbank, but he was still holding the bark tightly in his arms. Afterwards, the bark was named "Duzhong" after the young man's name to commemorate him.

11. 怀 huái bosom
12. 抱 bào hold

Wǒmen cóng gùshi zhōng kěyǐ liǎojiědào, shějǐwèirén shì
我们 从 故事 中 可以 了解到，舍己为人 是
zhōnghuá mínzú de chuántǒng měidé.
中华 民族 的 传统 美德。

From this story, we learn that sacrifice of one's own interest for the sake of others is a traditional virtue of the Chinese nation.

13. 舍 shě give up; abandon
14. 传统 chuán tǒng tradition
15. 美德 měi dé virtue; moral excellence
16. 肝 gān liver
17. 肾 shèn kidney
18. 筋 jīn muscles; tendon
19. 骨 gǔ bone

dùzhòng
杜仲
Rùyào bùwèi: gānzào shùpí.
入药 部位：干燥 树皮。
Gōngxiào: bǔ gān shèn, qiáng jīn gǔ.
功效：补肝肾，强筋骨。

Eucommia Bark
(Duzhong, *Eucommiae Cortex*)

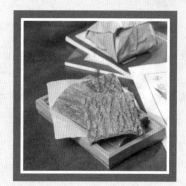

Part used as medicine: Dried bark

Action: Nourishing the liver and kidney, toning up muscles and bones

知识延伸 Extended Knowledge

杜仲 药材 妙用 多
Dùzhòng yàocái miàoyòng duō

—— Wonderful Effects of Duzhong

杜仲 不仅 是 医生 处方里 的 常用 药材，
Dùzhòng bùjǐn shì yīshēng chǔfānglǐ de cháng yòng yàocái,
同时 也 是 中国 餐桌 上 美味 佳肴 的 辅料。做菜
tóngshí yě shì zhōngguó cānzhuō shàng měiwèi jiāyáo de fǔliào. Zuòcài
时 加入 杜仲，不仅 提升了 菜品 的 美味，又 有
shí jiārù dùzhòng, bùjǐn tíshēngle càipǐn de měiwèi, yòu yǒu
强身 健体 的 功效。下面 我 为 朋友们 介绍 一 款
qiángshēn jiàntǐ de gōngxiào. Xiàmiàn wǒ wèi péngyoumen jièshào yì kuǎn
杜仲 鸡 的 做法，美味、易学，大家 来 试试 吧！
dùzhòng jī de zuòfǎ, měiwèi, yì xué, dàjiā lái shìshi ba!

Duzhong is not only a commonly-used herbal medicine in prescriptions, but also a seasoning in many delicious Chinese dishes. When we make dishes, we add Duzhong for good taste and body building. Now let me tell you how to cook Duzhong Chicken. It is easy to do and it is delicious. Let's have a try.

20. 妙 miào wonderful; excellent; fine

21. 佳肴 jiā yáo delicious dishes
22. 辅 fǔ assist; supplement
23. 料 liào material
24. 款 kuǎn style

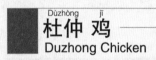

杜仲 鸡
Dùzhòng jī

Duzhong Chicken

主料：整只鸡 500~750 克、杜仲 15~25 克。
Zhǔliào: zhěng zhǐ jī 500~750 kè, dùzhòng 15~25 kè.
配料：生姜 5 克、食盐 4 克、水 1500~2000 毫升。
Pèiliào: shēngjiāng 5 kè, shíyán 4 kè, shuǐ 1500~2000 háoshēng.

Main ingredients: A whole chicken, 500-750g, Duzhong 15-25g

Other ingredients: Fresh ginger 5g, table salt 4g, water 1500-2000ml

25. 盐 yán salt
26. 毫升 háo shēng millilitre

Zuòfǎ:

做法：

1. Bǎ jī xǐjìng, qùchú duōyú yóuzhī, fàngrù guō zhōng.

1. 把 鸡 洗净，去除 多余 油脂，放入 锅 中。

2. Jiārù xǐjìng de dùzhòng、shēngjiāng.

2. 加入 洗净 的 杜仲、生姜。

3. Jiārù lěng shuǐ, gài shàng guōgài.

3. 加入 冷水，盖上 锅盖。

4. Dàhuǒ shāokāi zhīhòu, zhuǎn xiǎohuǒ màn dùn 4 xiǎoshí,

4. 大火 烧开 之后，转 小火 慢 炖 4 小时，

dádào ròu yǔ gǔ fēnlí zhuàngtài wéi jiā.

达到 肉 与 骨 分离 状态 为 佳。

5. Jiārù shíyán, chūguō jíkě shíyòng.

5. 加入 食盐，出锅 即可 食用。

27. 余	yú	excess
28. 脂	zhī	fat; grease; tallow
29. 锅	guō	pot
30. 盖	gài	cover
31. 烧	shāo	cook; heat
32. 之后	zhī hòu	later; after
33. 炖	dùn	simmer; boil
34. 佳	jiā	good; fine

How to Make It:

1. Wash the chicken clean, remove redundant fat and put it in a pot.

2. Add the washed Duzhong and fresh ginger.

3. Add cold water and cover the pot with the lid.

4. Bring it to a boil on high flame, then turn down the flame, and simmer for 4 hours until the meat and bones are separated.

5. Add table salt and get ready to eat.

一道飘香四溢的杜仲鸡就做好了，邀请三、五个朋友一起品尝吧。

A savory Duzhong Chicken is ready, and invite your friends to taste it.

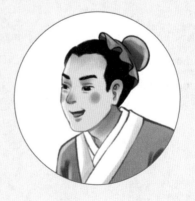

中医药小知识 TCM Tips

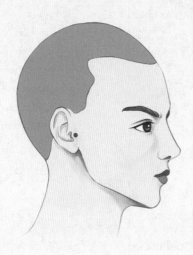

Tīnggōng xué

听宫穴

Wèizhì: tóu bù, ěrpíng qiánfāng āoxiàn chù.
位置：头部，耳屏 前方 凹陷处。

Gōngxiào: tígāo tīnglì, huǎnjiě yá tòng.
功效：提高 听力，缓解 牙痛。

Chángyòng cāozuò fāngfǎ: diǎn、 àn、 róu、 jiǔ.
常用 操作 方法：点、按、揉、灸。

Tīnggōng (SI19)

Location: On the head, in the sunken part in front of the tragus

Efficacy: Improving hearing and relieving toothache

Commonly-used operation methods: Finger-pressing, pressing, kneading, moxibustion

35. 听宫 tīng gōng an acupoint

36. 耳屏 ěr píng tragus

37. 牙 yá tooth

饮食与健康 Diet and Health

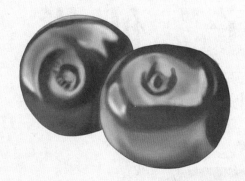

【樱桃】
Yīngtao

Yǒu bǔpí yìshèn de zuòyòng, kě huǎnjiě fùxiè、 yāo tuǐ
有 补脾 益肾 的 作用，可 缓解 腹泻、腰 腿
téngtòng. Yīngtao hái néng zīrùn pífū、 měiróng yǎngyán.
疼痛。樱桃 还 能 滋润 皮肤、美容 养颜。

【Cherry】
(Yingtao, *Prunus Pseudocerasus Lindl.*)

It has the effect of invigorating the spleen and kidney. It works to relieve diarrhea and pain in the lower back and legs, and moisturize the skin and maintain beauty.

38. 樱桃 yīng tao cherry

39. 益 yì invigorate; improve

40. 滋润 zī rùn moisten; nourish

41. 肤 fū skin

※42. 补脾益肾 bǔ pí yì shèn invigorating the spleen and kidney

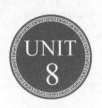

"小个子"仙草

"Little" Herb of Immortality

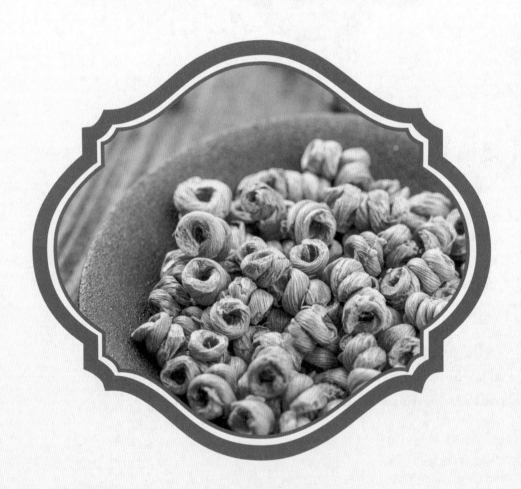

听中国故事 A Chinese Story

Shíhú de gùshi
石斛 的 故事

—— The Story of Dendrobium (Shihu, *Dendrobii Caulis*)

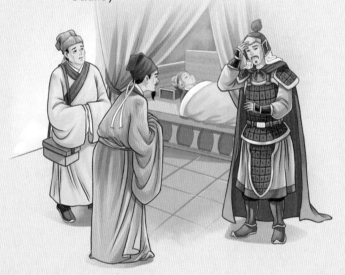

Xiāngchuán, zhōngguó gǔdài yǒu gè jiào huò dǒu de rén, tā hé
相传 ，中国 古代 有 个 叫 霍斗 的 人，他 和
mǔqīn zài yìqǐ shēnghuó. Yóuyú zhànzhēng búduàn, huò dǒu bèipò
母亲 在 一起 生活。由于 战争 不断，霍斗 被迫
qù dāngbīng. Yīnwèi tā zài zhànchǎng shàng fēicháng yǒnggǎn, lìgōng
去 当兵。因为 他 在 战场 上 非常 勇敢，立功
hěnduō, bèi fēngwéi dà jiāngjūn. Yǒu yì nián, huò dǒu huíjiā kànwàng
很多，被 封为 大 将军。有 一 年，霍斗 回家 看望
mǔqīn, fāxiàn mǔqīn shēngbìng le, tā fēicháng nánguò. Yúshì,
母亲，发现 母亲 生病 了，他 非常 难过。于是，
huò dǒu kāishǐ dàochù zhǎo yīshēng gěi mǔqīn zhìbìng.
霍斗 开始 到处 找 医生 给 母亲 治病。

According to legend, there was a man named Huo Dou, who lived with his mother in ancient China. Huo was forced to join the army because of frequent wars. He was so brave on the battlefield and earned many military commendations that he was promoted to the position of general. One year, Huo went home to visit his mother, and he found that she was sick. He felt very upset, so he began to look for physicians everywhere in order to cure his mother.

1. 石斛　shí hú　Dendrobium
2. 霍斗　huò dǒu　person's name
3. 战争　zhàn zhēng　war
4. 被迫　bèi pò　be forced
5. 兵　bīng　soldier
6. 战场　zhàn chǎng　battlefield
7. 勇敢　yǒng gǎn　brave
8. 将军　jiāng jūn　general

Yì tiān,   huò dǒu zài zhǎo yīshēng de lùshang,   yùjiàn yí duì
一天，霍斗在找医生的路上，遇见一对
niánjì hěn dà de fūqī zài nóngtián lǐ gēngdì, huò dǒu hěn bù
年纪很大的夫妻在农田里耕地，霍斗很不
lǐjiě,   wèishénme gēngdì bú yòng niú ne? Lǎo fūqī gàosu huò
理解，为什么耕地不用牛呢？老夫妻告诉霍
dǒu,   yīnwèi zhànzhēng, niánqīngrén dōu qù dāngbīng le, jiā lǐ yòu
斗，因为战争，年轻人都去当兵了，家里又
qióng, mǎibùqǐ niú, suǒyǒu láodòng dōu zhǐnéng zìjǐ zuò. Huò dǒu
穷，买不起牛，所有劳动都只能自己做。霍斗
tīng hòu, fēicháng tóngqíng zhè duì fūqī, lìkè qù bāngzhù zhè duì
听后，非常同情这对夫妻，立刻去帮助这对
lǎo fūqī gēngdì. Lǎo fūqī hěn gǎndòng, wèn huò dǒu shì cóng
老夫妻耕地。老夫妻很感动，问霍斗是从
nǎlǐ lái de. Liáotiān shí, huò dǒu shuō tā mǔqīn yīnwèi chángnián
哪里来的。聊天时，霍斗说他母亲因为常年
láodòng, lèi bìng le, tā zhèngzài zhǎo yīshēng gěi mǔqīn kànbìng.
劳动，累病了，他正在找医生给母亲看病。

9. 遇见 yù jiàn meet

10. 田 tián field

11. 耕地 gēng dì plough the field

12. 穷 qióng poor

13. 劳动 láo dòng work; labour

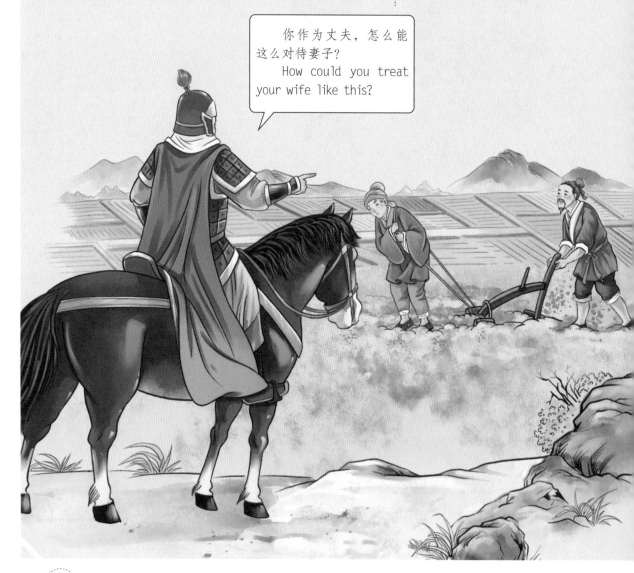

Lǎo fūqī tīng hòu, gàosu huò dǒu, "Wǒmen jīngcháng chī de yì
老 夫妻 听后，告诉霍斗，"我们 经常 吃 的 一
zhǒng cǎoyào yīnggāi kěyǐ zhì nǐ mǔqīn de bìng. Nǐ kàn, wǒmen
种 草药 应该 可以 治 你 母亲 的 病。你 看，我们
suīrán niánjì hěn dà, dàn shēntǐ què hěn hǎo." Huò dǒu gāoxìng
虽然 年纪 很 大，但 身体 却 很 好。"霍斗 高兴
de wèn lǎo fūqī, zài nǎlǐ kěyǐ cǎidào zhè zhǒng cǎoyào? Lǎo
地 问 老 夫妻，在 哪里 可以 采到 这 种 草药？老
fūqī zhǐ zhe yuǎnchù de shān shuō, nà zuò shān shàng jiù yǒu.
夫妻 指着 远处 的 山 说，那座 山 上 就 有。

One day, when Huo was on his way to look for a physician, he met an old couple who were ploughing. He couldn't understand why they didn't use cattle for this chore. The old couple told him that they had no choice because all the young people of the village had gone to war and they couldn't afford an ox. After hearing this, Huo was sympathetic with the old couple, and immediately helped them plow the land. The old couple showed appreciation for his help. They asked Huo where he was from. When they were chatting, Huo said that his mother was ill because she had been working hard over the years, and he was looking for a physician to cure his mother. After hearing this, the old couple said, "We often eat a herb which should be able to cure your mother. As you can see, we are quite old, but we are still in good health." Huo was very happy to hear that. And he asked the old couple where he could find the herb. The old couple pointed to a distant mountain and advised him to go there in search of the herb.

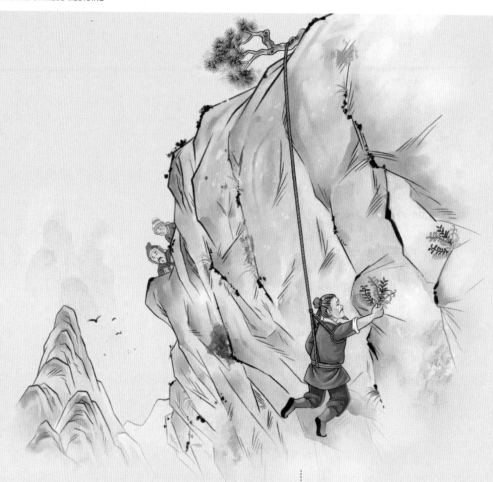

Huò dǒu zài lǎo fūqī de bāngzhù xià, cǎile hěn duō nà
霍斗在老夫妻的帮助下，采了很多那
zhǒng cǎoyào. Huò dǒu wèn: "Zhème xiǎo de cǎoyào, zhēn de
种草药。霍斗问："这么小的草药，真的
kěyǐ zhìbìng ma?" Lǎo fūqī huídá dào "Kěyǐ, nǐ bié
可以治病吗？"老夫妻回答道："可以，你别
kàn tā xiǎo, tā kě shì zhìbìng de xiāncǎo!" Huò dǒu de mǔqīn
看它小，它可是治病的仙草！"霍斗的母亲
chīle zhè zhǒng cǎoyào hòu, shēntǐ hěn kuài jiù hǎo le.
吃了这种草药后，身体很快就好了。

With the advice of the old couple, Huo picked a lot of the herb and asked, "Can such a small herb really cure disease?" The old couple replied, "Yes. Don't underestimate it. It is an immortal herb!" Huo's mother promptly recovered after taking the "little" herb of immortality.

注意！上图动作危险，不要模仿。
Caution! The behaviour above is dangerous, don't imitate.

Huò dǒu wèile gǎnxiè zhè duì lǎo fūqī duì zìjǐ de
霍 斗 为了 感谢 这 对 老 夫妻 对 自己 的
bāngzhù, gěi tāmen sòngqùle shí① hú② liángshi hé yì tóu niú.
帮助, 给 他们 送去了 十① 斛② 粮食 和 一 头 牛。
Zhè zhǒng cǎoyào de shénqí gōngxiào yě mànmàn de bèi gèng duō de rén
这 种 草药 的 神奇 功效 也 慢慢地 被 更 多 的 人
zhīdào le. Yīnwèi cǎoyào shì zhǎng zài gāoshān shàng, xīshǎo yòu cǎi
知道 了。 因为 草药 是 长 在 高山 上, 稀少 又 采
zhāi kùnnan, suǒyǐ yǒuqián de rén jiù yòng shí hú liángshi huànqǔ yì
摘 困难, 所以 有钱 的 人 就 用 十 斛 粮食 换取 一
liǎng③ cǎoyào. Hòulái, zhè zhǒng cǎoyào yě bèi rénmen qǔmíng jiào
两③ 草药。 后来, 这 种 草药 也 被 人们 取名 叫
"shíhú".
"石斛"。

14. 斛 hú unit of volume
15. 粮食 liáng shi grain; food
16. 稀少 xī shǎo scarce; few
17. 采摘 cǎi zhāi pick; pluck

In order to thank the old couple, Huo gave them ten[1] *hu*[2] (shi hu) of grain and an ox. Over time, the "little" herb of immortality gradually became popular among people. Since it grew high in the mountains, and it was scarce and difficult to pick, the rich people would pay ten *hu* of grain in exchange for one *liang*[3] of the herb. Later, this herb was named "Shihu" by the local people.

Xiàojìng fùmǔ shì zhōnghuá mínzú de chuántǒng měidé.
孝敬 父母 是 中华 民族 的 传统 美德。
Yīncǐ, zài shēnghuó zhōng, wǒmen yào xiàng huò dǒu yíyàng dǒngde
因此, 在 生活 中, 我们 要 像 霍 斗 一样 懂得
xiàojìng fùmǔ.
孝敬 父母。

18. 孝敬 xiào jìng show filial respect to one's elders

Being filial to parents is a traditional virtue of the Chinese nation. Therefore, we must be respectful and filial to our parents just like Huo Dou.

①十: 数字, 其中文发音与 "石" 的发音相同。
②斛: 中国古代容量单位, 一斛为 100 升, 0.1 立方米。
③两: 中国传统重量计量单位, 一两为 31.25 克。
[1]shi: It means the number ten. The Chinese pronunciation is "shi", the same as that of "stone".
[2]hu: A unit of volume in ancient China. One *hu* is equal to 100 liters, 0.1 cubic meters.
[3]liang: A traditional Chinese unit of weight. One *liang* is equal to 31.25g.

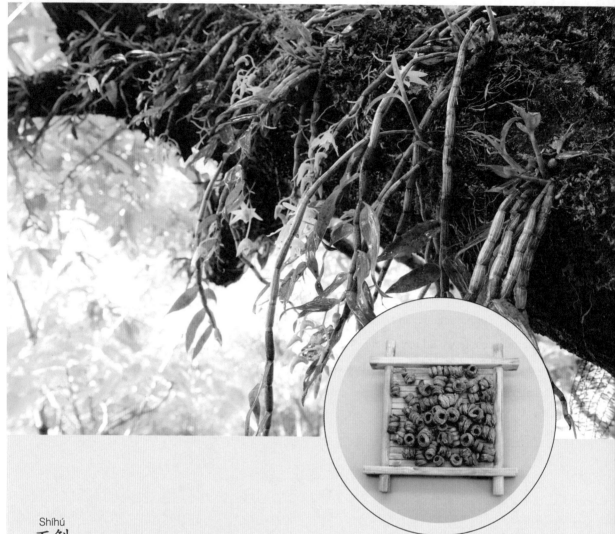

Shíhú
石斛

Rùyào bùwèi: jīng.
入药 部位：茎。

Gōngxiào: jiàn píwèi, shēng jīnyè, zī yīn qīngrè.
功效：健脾胃，生津液，滋阴清热。

19. 茎　jīng　stem of plant
20. 津液　jīn yè　fluid
21. 滋　zī　nourish

Dendrobium (Shihu, *Dendrobii Caulis*)

Part used as medicine: Stem

Action: Invigorating the spleen and stomach, promoting fluid production, replenishing *yin* and clearing heat

知识延伸 Extended Knowledge

Dàicháyǐn xuǎnyòng duō wèi zhōngcǎoyào, jiāntāng huò yòng kāishuǐ
代茶饮 选用 多味 中草药，煎汤 或 用 开水
chōngpào hòu, kěyǐ xiàng hēchá yíyàng yǐnyòng. Tā shì chá hé
冲泡 后，可以 像 喝茶 一样 饮用。它 是 茶 和
zhōngcǎoyào liǎng zhǒng zhōnghuá chuántǒng wénhuà dàibiǎo de zōnghétǐ,
中草药 两 种 中华 传统 文化 代表 的 综合体，
tā de lìshǐ yǐ yǒu qiān nián, shì zhōngyī fángbìng, zhìbìng, yǎngshēng
它 的 历史 已有 千年，是 中医 防病、治病、养生
de yì zhǒng fāngshì.
的 一 种 方式。

Chinese herbal tea contains multiple Chinese herbal medicines. It can be drunk like common tea. It is a mixer of traditional Chinese medicine and tea, and it has been used in traditional Chinese medicine to prevent and cure diseases and preserve health for thousands of years.

Qǐ jú shíhú chá
杞 菊 石斛 茶

Yuánliào: gǒuqǐzǐ, háng báijú, shíhú.
原料：枸杞子、杭 白菊、石斛。
Zuòfǎ: kāishuǐ chōngpào.
做法：开水 冲泡。
Zuòyòng: yǎnggān míngmù, rùnfèi zhǐké, shēngjīn zhǐkě. Shìyòng yú
作用：养肝 明目、润肺 止咳、生津 止渴。适用 于
cháng yòng shǒujī, diànnǎo de rénqún, kě huǎnjiě yǎnjing suānsè,
常 用 手机、电脑 的 人群，可 缓解 眼睛 酸涩、
píláo, yāosuān bèiténg.
疲劳、腰酸 背疼。

Barbary Wolfberry Fruit, Chrysanthemum Flower and Dendrobium Tea

Ingredients: Barbary Wolfberry Fruit (Gouqizi, *Lycii Fructus*), Chrysanthemum Flower (Hangbaiju, *Chrysanthemi Flos*) and Dendrobium (Shihu, *Dendrobii Caulis*)

How to Make It: Brew them with boiling water

Action: Nourishing the liver and improving eyesight, moistening the lung to arrest cough, promoting fluid production and quenching thirst; suitable for people who often use mobile phone and computer; it also works to relieve eye dryness, fatigue, and aching pain of the lower back.

22. 饮 yǐn drink
23. 煎 jiān boil
24. 冲泡 chōng pào brew
25. 饮用 yǐn yòng drink
26. 历史 lì shǐ history

27. 杞菊石斛茶 qǐ jú shí hú chá the name of a tea
28. 原料 yuán liào ingredient
29. 枸杞子 gǒu qǐ zǐ Barbary Wolfberry Fruit
30. 杭 háng Hangzhou city
31. 菊 jú chrysanthemum
32. 润肺 rùn fèi moistening the lung
33. 咳 ké cough
34. 酸涩 suān sè ache and dry
35. 疲劳 pí láo tired
36. 腰酸 yāo suān aching lower back

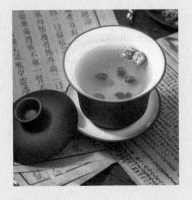

中医药小知识 TCM Tips

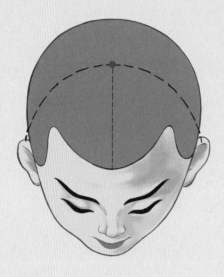

Bǎihuì xué
百会穴

Wèizhì: tóubù, tóudǐng zhèngzhōngxiàn yǔ liǎng ěrjiān zhíshàng
位置：头部，头顶 正中线 与 两 耳尖 直上
liánxiàn de jiāochā chù.
连线 的 交叉 处。
Gōngxiào: xǐngnǎo, jíjiù.
功效：醒脑，急救。
Chángyòng cāozuò fāngfǎ: diǎn、 àn、 róu、 jiǔ.
常用 操作 方法：点、按、揉、灸。

Bǎihuì (GV20)

Location: On the head, at the intersection of the middle line of the head top and the line connecting the two ear tips

Efficacy: Refreshment, first aid

Commonly-used operation methods: Finger-pressing, pressing, kneading, moxibustion

37. 顶 dǐng top
38. 耳 ěr ear
39. 尖 jiān tip
40. 交叉 jiāo chā intersect; cross
41. 醒 xǐng refresh

饮食与健康 Diet and Health

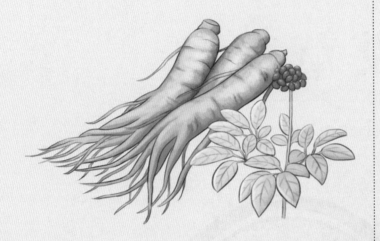

Rénshēn

【人参】

Yǒu shēngjīn zhǐkě、 ānshén yìzhì de zuòyòng, jùyǒu tígāo
有 生津 止渴、安神 益智 的 作用, 具有 提高
réntǐ miǎnyìlì de zuòyòng. Tóngshí, duì xīnxuèguǎn jíbìng yě
人体 免疫力 的 作用。同时, 对 心血管 疾病 也
néng chǎnshēng jījí de yǐngxiǎng.
能 产生 积极 的 影响。

【Ginseng】

(Renshen, *Ginseng Radix et Rhizoma*)

It has the effect of promoting fluid production and quenching thirst, calming the mind and improving intelligence. It also works to strengthen immunity. In addition, it has a positive impact on cardiovascular diseases.

42. 益智 yì zhì improving intelligence
43. 免疫 miǎn yì immunity

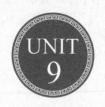
艾草青青

Green Wormwood

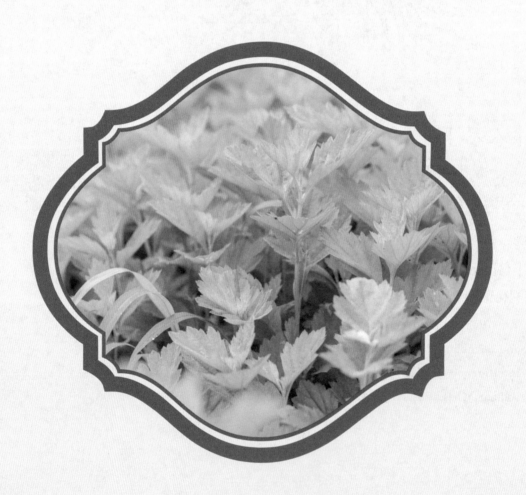

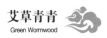

听中国故事 A Chinese Story

Àiyè   jiù   dà   xiàng
艾叶救大象

——An Elephant Saved with Argy Wormwood Leaves (Aiye, *Artemisiae Argyi Folium*)

Zhōngguó gǔdài de shíhou,   yǒu gè jiào mò yáo de rén.
中国 古代 的 时候， 有 个 叫 莫徭 的 人。
Yì tiān, tā kànjiàn yì tóu lǎo xiàng wò zài lúwěicóng pángbiān,
一 天， 他 看见 一 头 老 象 卧 在 芦苇丛 旁边，
hái búduàn tòngkǔ de jiàozhe. Zǒujìn yíkàn,   yuánlái, lǎo xiàng de
还 不断 痛苦 地 叫着。 走近 一看， 原来， 老 象 的
jiǎodǐ   zhāⁱjìnle   yì gēn jiānjiān de   zhúcì.
脚底 扎进了 一 根 尖尖 的 竹刺。

Once upon a time, there was a man named Mo Yao who lived in ancient China. One day, he saw an old elephant lying in the reeds and howling. He approached and took a closer look, finding the old elephant had a pointed bamboo thorn stuck in the sole.

1. 艾 ài wormwood; Chinese mugwort
2. 叶 yè leaf
3. 莫徭 mò yáo name of a person
4. 卧 wò lie
5. 芦苇 lú wěi reed
6. 丛 cóng clump; thicket; grove
7. 竹 zhú bamboo
8. 刺 cì thorn

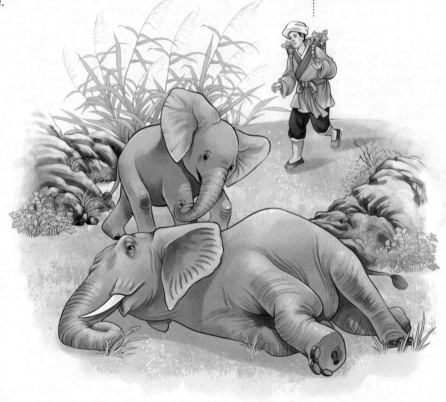

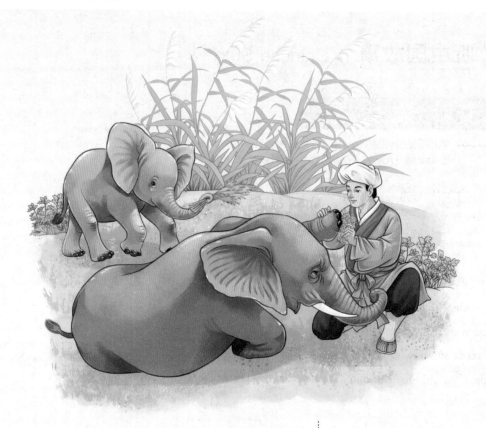

Mò yáo yònglì bǎ zhúcì cóng lǎo xiàng jiǎo shàng báchū hòu,
莫徭用力把竹刺从老象脚上拔出后,
fāxiàn shāngkǒu bùtíng de zài liúxuè. Zhèngdāng mò yáo xiǎngbùchū
发现伤口不停地在流血。正当莫徭想不出
bànfǎ shí, pángbiān de xiǎo xiàng yòng bízi juǎnláile yì bǎ
办法时,旁边的小象用鼻子卷来了一把
àicǎo, dìgěi mò yáo. Mò yáo bǎ àicǎo cuō le cuō, ránhòu
艾草,递给莫徭。莫徭把艾草搓了搓,然后
qīngqīng de fū zài lǎo xiàng de shāngkǒu shàng, hěn kuài, xuè biàn
轻轻地敷在老象的伤口上,很快,血便
zhǐzhù le.
止住了。

After Mo Yao pulled out the bamboo thorn, he found that
the wound was bleeding. Just when Mo didn't know what to do,
a young elephant next to him grabbed a handful of wormwood
(Aicao, *Artemisia Argyi Lévl. et Van.*) with its trunk and
handed it to him. Mo rubbed the wormwood into a paste, then
gently applied it to the wound, and bleeding stopped soon.

9. 拔 bá pull

10. 卷 juǎn grab

11. 递 dì hand over

12. 敷 fū apply

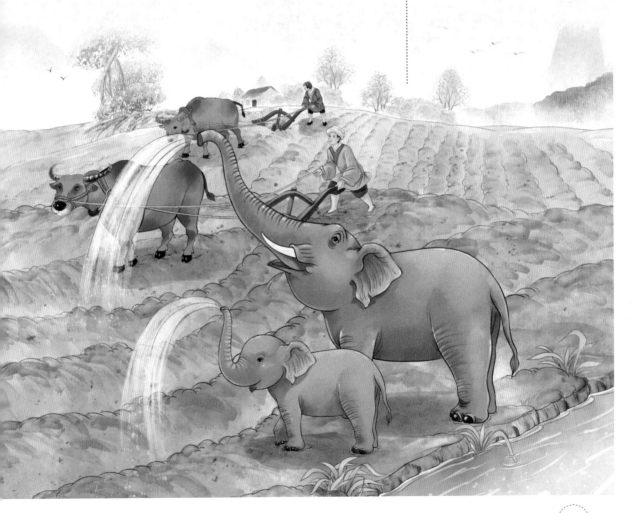

Wèile gǎnēn, lǎo xiàng jīngcháng dàizhe xiǎo xiàng zhǔdòng
为了感恩，老象经常带着小象主动
bāngzhù mò yáo jiā zhòngdì. Cóngcǐ, mò yáo hé xiāngqinmen bùjǐn
帮助莫徭家种地。从此，莫徭和乡亲们不仅
zhīdàole àicǎo yǒu zhǐxuè de zuòyòng, hái dǒngdéle rén yào hé
知道了艾草有止血的作用，还懂得了人要和
zìrán zhōng de dòngzhíwù héxié gòngchǔ.
自然中的动植物和谐共处。

To show appreciation, the old elephant and the young
elephant often helped Mo to do the farm work. Since then, Mo
and the villagers not only knew the effect of wormwood, but
also understood that human should live in harmony with the
animals and plants.

13. 恩 ēn kindness; favour;
    grace

14. 植物 zhí wù plants

15. 和谐 hé xié harmony

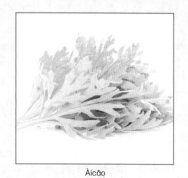

Àicǎo
艾草
Wormwood
(Aicao, *Artemisia Argyi Lévl. et Van.*)

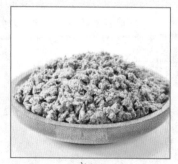

Àiróng
艾绒
Moxa

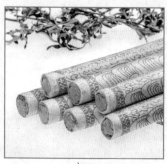

Àitiáo
艾条
Moxa Stick

Àicǎo, zhōngguó gè de jīhū dōu yǒu shēngzhǎng, yǐ yěshēng
艾草，中国 各 地 几乎 都 有 生长 ，以 野生
wéizhǔ, sān nián yǐshàng de àicǎo zuòwéi zhōngyào shǐyòng shì zuì
为主，三 年 以上 的 艾草 作为 中药 使用 是 最
hǎo de. Àiyè jīng shàigān dǎosuì, zhìzuòchéng "róng" zhuàng, chēngwéi
好 的。艾叶 经 晒干 捣碎，制作成 "绒" 状，称为
"àiróng";   àiróng jīng jiāgōng biànchéng tiáozhuàng, chēngwéi "àitiáo".
"艾绒"；艾绒 经 加工 变成 条状，称为 "艾条"。

Wormwood grows almost everywhere in China. Three-year old wormwood is the best one used in medicine. Moxa is made of smashed dried Wormwood leaves. Moxa is the source material for moxa stick.

16. 几乎 jī hū almost; nearly
17. 野 yě wild
18. 晒 shài dry in the sun; bask
19. 捣 dǎo smash; pound with a pestle
20. 碎 suì mash
21. 绒 róng velvet

Wànwù shēngzhǎng zài tiān dì jiān, gèzì jiānfùzhe bùtóng de
万物 生长 在 天 地 间，各自 肩负着 不同 的
shǐmìng. Rén yǔ zìrán héxié tǒngyī de sīxiǎng shì zhōngguó sònggěi
使命。人 与 自然 和谐 统一 的 思想 是 中国 送给
quánrénlèi de lǐwù. Zài zhèzhǒng sīxiǎng de yǐndǎo xià, rénlèi
全人类 的 礼物。在 这种 思想 的 引导 下，人类
de wèilái gèng guāngmíng, yě jiāng gèngjiā zhídé qīdài.
的 未来 更 光明，也 将 更加 值得 期待。

Everything on earth has its own mission. The idea of harmony between human and nature is a gift from China to mankind. Under this guidance, the future of mankind will be brighter and worthy of expectation.

22. 肩 jiān shoulder

23. 未来 wèi lái future

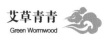

知识延伸 Extended Knowledge

Duānwǔ huà yǎngshēng
端午 话 养生

—— Health Preservation during the Dragon Boat Festival

Duānwǔ jié
端午 节
Dragon Boat Festival

Měi nián nónglì① wǔ yuè chū wǔ wéi duānwǔ jié, tā shì
每 年 农历① 五 月 初 五 为 端午 节, 它 是
zhōngguó de chuántǒng jiérì zhī yī. Jùshuō, zhànguó shíqī (gōng
中国 的 传统 节日 之 一。 据说, 战国 时期(公
yuán qián 475～221) de chǔguó shīrén qūyuán zài wǔ yuè wǔ rì
元 前 475～221) 的 楚国 诗人 屈原 在 五 月 五 日
tiào mìluójiāng② zìjìn, hòurén bǎ duānwǔ jié zuòwéi jìniàn qūyuán
跳 汨罗江② 自尽, 后人 把 端午 节 作为 纪念 屈原
de jiérì.
的 节日。

The Dragon Boat Festival is one of the traditional Chinese festivals. It falls on the fifth day of the fifth month of the lunar calendar[1]. It is said that Qu Yuan, a poet of the State of Chu during the Warring States Period（475B.C.-221B.C.）, committed suicide in the Miluo River[2] on the fifth day of the fifth month of the lunar calendar. Then to commemorate him, people set this day as the Dragon Boat Festival.

24. 端午 duān wǔ the fifth day of the fifth lunar month; Dragon Boat Festival

25. 诗 shī poetry
26. 屈原 qū yuán name of a person
27. 汨罗江 mì luó jiāng Miluo River, name of a river

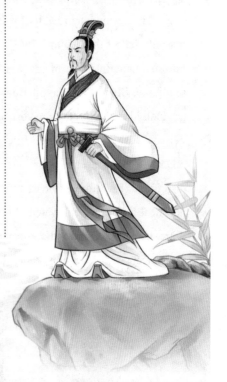

①农历: 中国传统历法之一, 是以月球围绕地球转动的规律制定的历法。
②汨罗江: 江名, 位于中国湖南省境内。

[1]The lunar calendar: One of the traditional Chinese calendars. It is governed by the moon's rotation round the earth.

[2]Miluo River: The name of a river, which is located in Hunan Province, China.

端午 习俗 与 健康
Duānwǔ xísú yǔ jiànkāng

Customs and Health Preservation on the Dragon Boat Festival

Zhōngguó chuántǒng jiérì zhōng de fēngsú xíguàn, bùjǐn
中国 传统 节日 中 的 风俗 习惯, 不仅
tǐxiànle zhōnghuá chuántǒng wénhuà de fēngfù duōcǎi, hái bāohánle
体现了 中华 传统 文化 的 丰富 多彩, 还 包含了
hěn duō zhōngyīyàoxué de zhìhuì. Duānwǔ shíjié, tiānqì jiànjiàn biàn
很多 中医药学 的 智慧。端午 时节, 天气 渐渐 变
rè, shé、 xiē、 chánchú、 wúgōng、 bìhǔ (yòumíng "wǔdú")
热, 蛇、蝎、蟾蜍、蜈蚣、壁虎（又名 "五毒"）
děng dúchóng fēnfēn chūxiàn, chuánrǎnxìng de jíbìng chángcháng fāshēng,
等 毒虫 纷纷 出现, 传染性 的 疾病 常常 发生,
yīncǐ xíngchéngle yìxiē qū dúchóng、 bǎo jiànkāng、 qiú píngān de
因此 形成了 一些 驱 毒虫、 保 健康、 求 平安 的
xísú. Qízhōng, hē xiónghuáng jiǔ、 guà àicǎo、 guà chāngpú děng
习俗。其中, 喝 雄黄 酒、挂 艾草、挂 菖蒲 等
dōu tǐxiànchū zhōngyī de "zhìwèibìng" lǐniàn.
都 体现出 中医 的 "治未病" 理念。

The customs and habits for traditional Chinese festivals not only reflect the rich and varied Chinese traditional culture, but also contain much of the wisdom of traditional Chinese medicine. Since the Dragon Boat Festival, the weather has gradually become hotter. Snakes, scorpions, toads, centipedes, geckos (also known as the "five poisonous creatures") and other poisonous insects appear one after another. Epidemics are also found. Therefore, some customs related to insect dispelling and health care are cultivated. Among them, drinking realgar wine, hanging wormwood and calamus on the doorway reflect the concept of "prevention before disease arising" in traditional Chinese medicine.

28. 蛇 shé snake
29. 蝎 xiē scorpion
30. 蟾蜍 chán chú toad
31. 蜈蚣 wú gōng centipede
32. 壁虎 bì hǔ gecko
33. 虫 chóng insect; worm
34. 纷纷 fēn fēn one after another
35. 驱 qū drive off
36. 雄黄 xióng huáng realgar
37. 菖蒲 chāng pú calamus
38. 未 wèi have not; did not

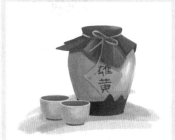

Yǐn xiónghuángjiǔ
饮 雄黄酒
Drinking Realgar (Xionghuang) Wine

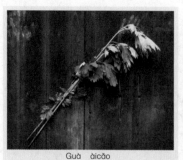

Guà àicǎo
挂 艾草
Hanging Wormwood

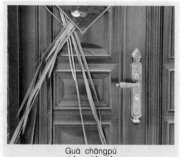

Guà chāngpú
挂 菖蒲
Hanging Calamus (Changpu, *Rhizoma Acori Calami*)

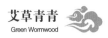
Duānwǔ jié guà àicǎo
端午节挂艾草

Hanging Wormwood on the Dragon Boat Festival

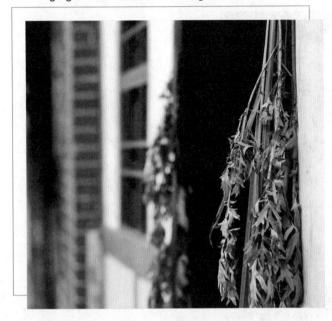

Duānwǔ jié hē xiónghuáng jiǔ
端午节喝雄黄酒

Drinking Realgar Wine on the Dragon Boat Festival

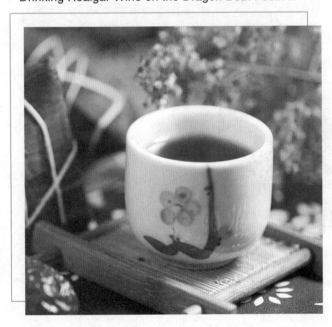

Duānwǔ jié "shí ài"
端午节 "食艾"
"Eating Wormwood Leaf" on the Dragon Boat Festival

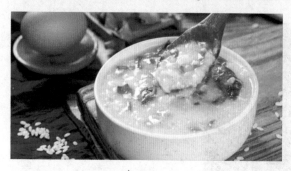

Àiyèzhōu
艾叶粥
Wormwood Leaf Porridge

39. 粥 zhōu porridge; gruel

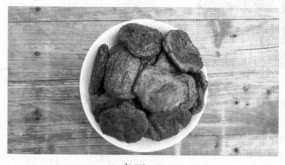

Àiyèbǐng
艾叶饼
Wormwood Leaf Cake

40. 饼 bǐng cake

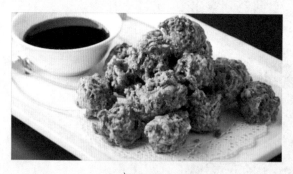

Àiyècàituán
艾叶菜团
Dumpling with Wormwood Leaf

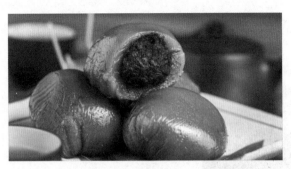

Àiyèqīngtuán
艾叶青团
Green Dumpling with Wormwood Leaf

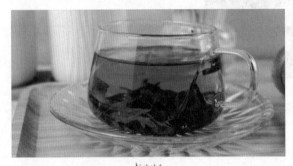

Àiyèchá
艾叶茶
Wormwood Leaf Tea

Duānwǔ jié chī zòngzi
端午节吃粽子

41. 粽 zòng *zongzi*

Eating *Zongzi* on the Dragon Boat Festival

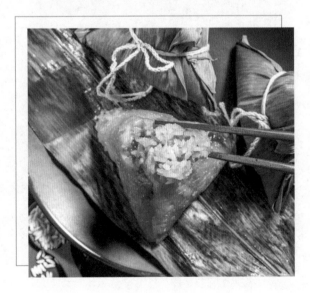

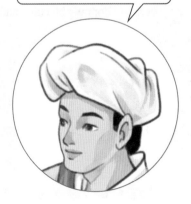

你还知道哪些端午习俗?

Do you know other customs of the Dragon Boat Festival?

中医药小知识 TCM Tips

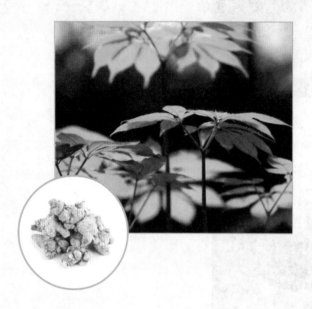

Sānqī
三七

Rùyào bùwèi: gēn.
入药 部位：根 。
Gōngxiào: zhǐxuè、 xiāozhǒng.
功效：止血、消肿。

42. 肿 zhǒng swell

Sanchi
(Sanqi, *Notoginseng Radix et Rhizoma*)

Part used as medicine: Root

Action: Stopping bleeding and removing swelling

饮食与健康 Diet and Health

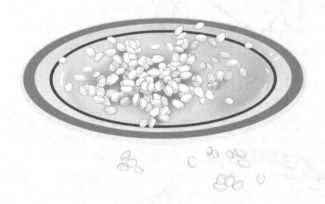

Nuòmǐ

【糯米】

Yǒu bǔzhōng yìqì、 jiànpí zhǐxiè děng zuòyòng, ràng rén biànde
有 补中 益气、健脾 止泻 等 作用, 让 人 变得
yǒu jīngshen, shēngyīn hóngliàng, chīfàn gèng xiāng tián, yǒu huǎnjiě dùzi
有 精神, 声音 洪亮, 吃饭 更 香 甜, 有 缓解 肚子
zhàng hé lādùzi de xiàoguǒ. Nuòmǐ zài zhōngguó de běifāng duō
胀 和 拉肚子 的 效果。糯米 在 中国 的 北方 多
chēng "jiāngmǐ". Zhōngguó duānwǔ jié chī de shíwù —— zòngzi,
称 "江米"。中国 端午 节 吃 的 食物 —— 粽子,
jiù shì yǐ nuòmǐ wéizhǔ zhìzuò de.
就 是 以 糯米 为主 制作 的。

【Glutinous Rice】
(Nuomi, *Semen Oryzae Glutinosae*)

It has the effect of tonifying the spleen, stomach, and replenishing *qi*, relieving diarrhea, and whetting appetite. It also works to relieve abdominal distention and diarrhea. It is often called "polished glutinous rice" in north China. *Zongzi*, eaten on the Chinese Dragon Boat Festival, is made of glutinous rice.

43. 糯米　nuò mǐ　glutinous rice
44. 益　yì　benefit
45. 泻　xiè　diarrhea
46. 洪　hóng　big; vast
※47. 补中益气　bǔ zhōng yì qì tonifying the spleen, stomach, and replenishing *qi*
※48. 健脾止泻　jiàn pí zhǐ xiè invigorating the spleen and relieving diarrhea

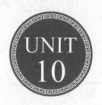

上医之境

The Realm of a Super Physician

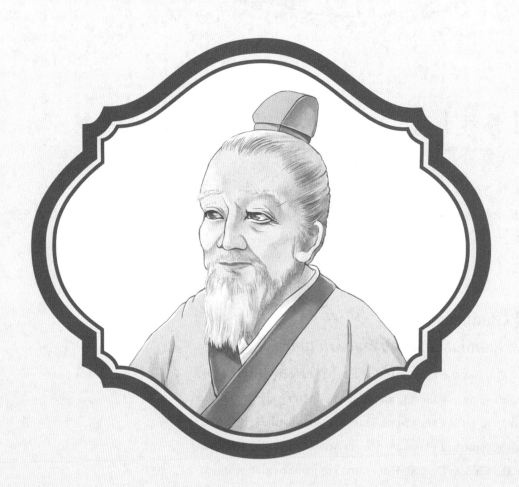

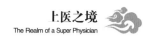

听中国故事 A Chinese Story

Biǎnquè sān xiōngdì
扁鹊 三 兄弟
———— Bian Que and His Two Brothers

Zài zhōngguó de chūnqiū zhànguó shíqī, (gōngyuán qián 770~
在 中国 的 春秋 战国 时期（公元 前770 ～
221), yǒu zhèyàng yí wèi míngyī, tā shì màixué chàngdǎozhě,
221）, 有 这样 一 位 名医, 他 是 脉学① 倡导者,
míngzi jiào biǎnquè. (gōngyuán qián 407 ~ 310).
名字 叫 扁鹊（公元 前407 ～ 310）。

During the Spring and Autumn and Warring States Period
(770B.C.-221B.C.), there was a famous doctor named Bian Que
(407B.C.-310B.C.), who was an advocate of sphygmology[1].

Yí cì, wèiguó de wèi wénhóu wèn biǎnquè: "Tīngshuō,
一 次, 魏国 的 魏 文侯 问 扁鹊: "听说,
nǐmen jiā yǒu xiōngdì sān rén, dōu huì zhìbìng, dàodǐ nǎyíwèi
你们 家 有 兄弟 三 人, 都 会 治病, 到底 哪一位
yīshù zuì hǎo ne?" Biǎnquè huídá shuō: "Dàgē dìyī, èrgē
医术 最 好 呢?" 扁鹊 回答 说: "大哥 第一, 二哥
dìèr, wǒ dìsān." Wèi wénhóu yòu wèn: "Nàme wèishénme
第二, 我 第三。" 魏 文侯 又 问: "那么 为什么
nǐ de míngqì zuì dà ne?" Biǎnquè dá: "Wǒ dàgē zhìbìng,
你 的 名气 最 大 呢?" 扁鹊 答: "我 大哥 治病,
shì yǐ yùfáng wéizhǔ, zài rén shēntǐ gāngyǒu zhìbìng yīnsù shí,
是 以 预防 为主, 在 人 身体 刚有 致病 因素 时,
dàgē jiù huì fāxiàn. Yúshì, tā huì ràng rén chī yào tiáolǐ,
大哥 就 会 发现。 于是, 他 会 让 人 吃 药 调理,
hěn kuài, jiù bǎ zhìbìng yīnsù gěi qīngchú le. Suǒyǐ, dàjiā bú
很 快, 就 把 致病 因素 给 清除 了。 所以, 大家 不
rènwéi zìjǐ huì dé dà bìng, yě jiù méiyǒu rén huì chuánbō tā de
认为 自己 会 得 大病, 也 就 没有 人 会 传播 他 的
míngzi. Wǒ èrgē zhìbìng, shì zài jíbìng hái méiyǒu fāzhǎndào hěn
名字。 我 二哥 治病, 是 在 疾病 还 没有 发展到 很
yánzhòng de shíhou, jiù tíqián bǎ jíbìng gěi qīngchú le. Rénmen
严重 的 时候, 就 提前 把 疾病 给 清除 了。 人们
yǐwéi tā zhǐnéng zhì qīngwéi de xiǎo bìng, suǒyǐ tā de míngqì
以为 他 只能 治 轻微 的 小病, 所以 他 的 名气
zhǐxiànyú zài dāngdì chuánbō. Ér wǒ shì zhìbìng yú bìngqíng yánzhòng
只限于 在 当地 传播。 而 我 是 治病 于 病情 严重
shí, yìbān rén dōu kàndào wǒ zài rén shēntǐ shàng zuò dà shǒushù,
时, 一般 人 都 看到 我 在 人 身体 上 做 大 手术,
suǒyǐ rénmen yǐwéi wǒ de yīshù zuì gāomíng, míngqì zuì dà."
所以 人们 以为 我 的 医术 最 高明, 名气 最 大。"

①脉学: 中医诊断疾病时利用对脉搏分析, 确定病情的方法。
[1]Sphygmology: A TCM method used to determine disease conditions by analyzing the patient's pulse.

生词 (Glossary)

1. 扁鹊 biǎn què physician's name
2. 兄 xiōng elder brother
3. 倡 chàng initiate; advocate
4. 魏 wèi one state of the Warring States; surname
5. 侯 hóu marquess
6. 微 wēi tiny; slight
7. 限 xiàn bound; limit

One day Marquess Wei of the State of Wei asked Bian Que, "I've heard that you and your two brothers are all physicians, who is the best?" Bian Que replied, "My eldest brother is the best, my elder brother is better than me, and I am the third." Marquess Wei asked again, "But why are you most famous?" Bian Que replied, "My eldest brother puts prevention first, he can find out pathogenic factors before people fall ill and prescribe Chinese medicines to prevent illness. Since nobody falls ill, he has no patient and people know nothing about his medical skills. My elder brother can cure mild cases before deterioration, so people think he can only treat minor diseases, and he is famous locally. As for me, I especially treat severe cases and people see me perform major operations. So people think I am the best, and I am the most famous."

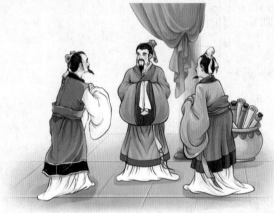

Shàngyī zhìwèibìng, yùfáng shì zuì gāo jìngjiè. Jíshǐ wǒmen
上医 治未病，预防 是 最 高 境界。即使 我们
bú shì zhōngyī, dànshì wǒmen yīnggāi yǒu zhōngyī sīwéi. Xuéhuì
不 是 中医，但是 我们 应该 有 中医 思维。学会
yùnyòng zhōngyī sīwéi, ràng tā wèi wǒmen de shēnghuó、 xuéxí、
运用 中医 思维，让 它 为 我们 的 生活、学习、
gōngzuò fúwù.
工作 服务。

8. 思维 sī wéi thought; thinking

A super physician is good at disease prevention, which is the highest level of medicine. Even if we are not TCM physicians, we should have the thought of traditional Chinese medicine and apply it to our life, study and work.

知识延伸 Extended Knowledge

Màixué chàngdǎo zhě —— biǎnquè
脉学 倡导 者——扁鹊
—— Bian Que, an Advocate of Sphygmology

Biǎnquè yuánmíng qínyuèrén, bóhǎi mào jùn (jīn zhōngguó héběi
扁鹊 原名 秦越人,渤海 鄚郡（今 中国 河北
rénqiū) rén, zhōngguó zhànguó shíqí (gōngyuán qián 475～221)
任丘）人，中国 战国 时期（公元 前475～221）
zhùmíng yīxuéjiā. Yīnwèi tā yīshù gāochāo, rénmen jiù yòng
著名 医学家。因为 他 医术 高超，人们 就 用
zhōngguó shànggǔ shíqí de míngyī "biǎnquè" lái chēnghū tā, tā
中国 上古 时期 的 名医"扁鹊"来 称呼 他，他
dàigěi rénmen de shì píngān、 xǐlè.
带给 人们 的 是 平安、喜乐。

Bian Que, originally named Qin Yueren, was from Mojun, Bohai (now Renqiu, Hebei Province). He was a famous medical scientist of the Warring States Period (475B.C.-221 B.C.). Because of his superb medical skills, people called him "Bian Que", which was the general name for celebrated physicians in ancient China.

9. 秦　qín　one state of the Warring States; surname
10. 渤海　bó hǎi　place name
11. 郡　jùn　prefecture
12. 丘　qiū　mound; hillock
13. 呼　hū　breathe out; exhale
※14. 秦越人　qín yuè rén physician's name
※15. 鄚郡　mào jùn　place name

Biǎnquè zǒngjiéle dāngshí zhěnduàn jíbìng de wàng、 wén、 wèn、
扁鹊 总结了 当时 诊断 疾病的 望、闻、问、
qiè děng sì zhǒng zhěnduàn jíbìng de fāngfǎ, guǎngfàn de yìngyòngyú
切 等 四 种 诊断 疾病 的 方法，广泛 地 应用于
yīliáo shíjiàn zhōng. Tā yóuqí shàncháng màizhěn, bèi chēngwéi zhōngguó
医疗 实践 中。他 尤其 擅长 脉诊，被 称为 中国
"màixué chàngdǎo zhě". Wèile shìyìng shíjì xūyào, tā zài
"脉学 倡导 者"。为了 适应 实际 需要，他 在
xíngyī guòchéng zhōng, gēnjù bìngrén de qíngkuàng suíshí gǎibiàn zhìliáo
行医 过程 中，根据 病人 的 情况 随时 改变 治疗
fāngfǎ. Yīncǐ, zài fùkē、 érkē、 wǔguānkē děng dōu zǒngjiéle
方法。因此，在 妇科、儿科、五官科 等 都 总结了
hěnduō jīngyàn, shì dāngshí zuì gāojí de yīshēng.
很多 经验，是 当时 最 高级 的 医生。

16. 践　jiàn　tread; act on; carry out
17. 擅　shàn　be good at; monopolize
18. 官　guān　organ; officer

Bian Que summarized the four examinations—inspection, listening and smelling, inquiry, and pulse-taking and palpation, which were used widely in his medical practice. He was particularly skilled at sphygmology, and is known as an "Advocate of Sphygmology" in China. To meet practical needs, he could change the treatment method according to patient's condition. He was most famous and experienced in gynecology, pediatrics and ENT.

Biǎnquè bùjǐn jīngyán yīxué, érqiě yīdé gāoshàng, tā
扁鹊 不仅 精研 医学，而且 医德 高尚，他
fǎnduì wūshù、 míxìn, 《shǐjì》 zhōng jìshùle biǎnquè tíchū de
反对 巫术、迷信，《史记》中 记述了 扁鹊 提出 的
"liù bùzhì"① de yīxué sīxiǎng。
"六 不治"① 的 医学 思想。

19. 研 yán study; grind
20. 巫 wū witch; wizard
21. 史 shǐ history
22. 述 shù state; narrate; relate

Bian Que was not only proficient in medicine, but also had noble medical ethics. He opposed witchcraft and superstition. The *Historical Records* (*Shiji*, 史 记) described that he refused to treat "six kinds of people"[1].

①六不治：是指具有以下这六种情况的病人，难以配合医生医治，并不是不给这些病人医治。第一，不讲道理的病人；第二，重视金钱轻视健康的病人；第三，生活方式不健康，医生劝告也不听的病人；第四，生病却不愿就医，一直拖延的病人；第五，脏器已经衰竭无法吸收药物的病人；第六，生病不去看医生，而去祈求神灵保佑的病人。

[1]He refused to treat "six kinds of people": It means he refused to treat those who were not cooperative with him. The six kinds of patients were: first, unreasonable patients; second, patients who valued money and neglected health; third, patients with unhealthy lifestyles who failed to listen to physicians' advice; fourth, patients who delayed treatment; fifth, patients whose organs were exhausted and unable to have response to treatment; sixth, patients who believed in god only.

中医药小知识 TCM Tips

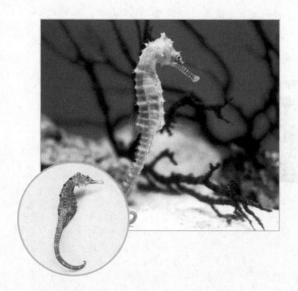

Hǎimǎ
海马

Rùyào bùwèi: hǎimǎ qù nèizàng de quántǐ.
入药 部位：海马去 内脏 的 全体。
Gōngxiào: kàng shuāilǎo.
功效：抗 衰老。

Sea Horse (Haima, *Hippocampus*)

Part used as medicine: The whole body after removal of the internal organs

Action: Delaying aging

饮食与健康 Diet and Health

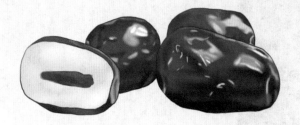

Hóng zǎo
【红枣】

Yǒu bǔ pí wèi、 yì qì xuè、 ān xīnshén de zuòyòng, kě
有补脾胃、益气血、安心神的作用，可
yòngyú qì xuè xūruò suǒzhì de miànsè cāngbái、 sìzhī fálì děng
用于气血虚弱所致的面色苍白、四肢乏力等
bìngzhèng.
病症。

【Chinese Date】
(Hongzao, *Jujubae Fructus*)

It has the effect of invigorating the spleen and stomach, benefiting *qi* and blood and calming the mind. It works to relieve such symptoms as pale complexion and weakness of limbs caused by insufficient *qi* and blood.

23. 虚 xū weak; in poor health
24. 弱 ruò weak; feeble
25. 苍白 cāng bái ash white; gray; pale
26. 乏 fá lack; tired; weary

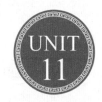
仁爱中医

Benevolent Traditional Chinese Medicine

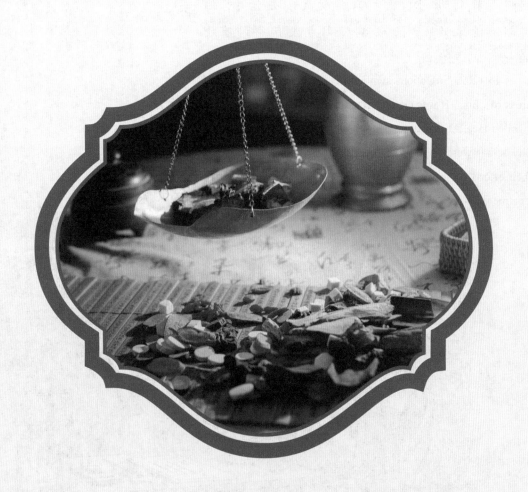

听中国故事 A Chinese Story

Kèbēi   chuán   yàofāng
刻碑 传 药方

—— Publicizing a Medical Formula on a Stone Tablet

Gōngyuán 1202 nián,   yì   zhǒng   jiào   "dàtóuwēn"   de
公元 1202 年，一 种 叫 "大头瘟" 的
chuánrǎnbìng zài zhōngguó zhōngyuán dìdài chuánbō. Shēngbìng de rén
传染病 在 中国 中原 地带 传播。生病 的 人
hóulóng téngtòng, liǎn yòu hóng yòu zhǒng. Dāngshí, rénmen duì zhè zhǒng
喉咙 疼痛，脸 又 红 又 肿。当时，人们 对 这 种
jíbìng liǎojiě de hěn shǎo, yīshēng zhǐnéng chángshìzhe qù zhìliáo, dàn
疾病 了解 的 很 少，医生 只能 尝试着 去 治疗，但
dàbùfen méiyou xiàoguǒ, hěn duō bìngrén yīnwei méiyǒu dédào yǒuxiào
大部分 没有 效果，很 多 病人 因为 没有 得到 有效
de zhìliáo ér sǐqù.
的 治疗 而 死去。

In 1202, "infectious swollen head" spread in the central areas of China. It was characterized by sore throat and flushed swollen face. At that time, people knew very little about it and physicians were trying their best to find a cure. But most of their efforts were in vain. Many patients died without effective treatment.

1. 碑　bēi　stone tablet

※2. 大头瘟　dà tóu wēn　swollen head fever
3. 传染　chuán rǎn　infectious
4. 喉咙　hóu lóng　throat
5. 尝试　cháng shì　try

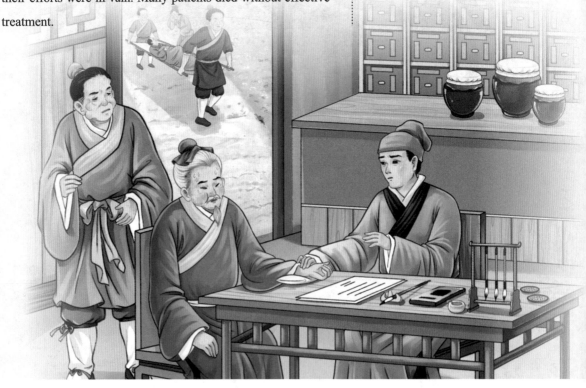

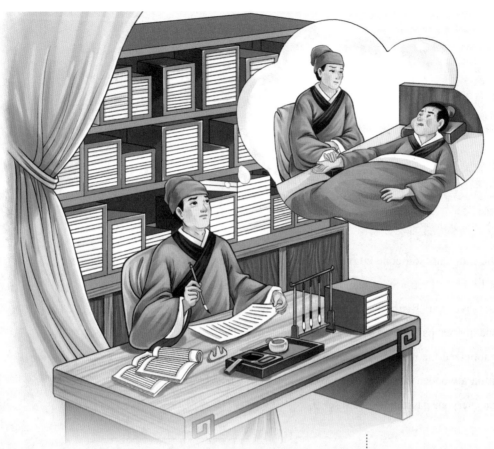

Lǐ dōngyuán (gōngyuán 1180~1251) shì yí wèi fēicháng yǒu
李 东 垣（公元 1180~1251）是 一 位 非 常 有
zérèn xīn de zhōngyī, dāng tā kàndào zhè zhǒng qíngkuàng, shífēn
责任 心 的 中医，当 他 看到 这 种 情况，十分
zháojí. Yúshì, tā búduàn de zài gǔdài yīshū lǐ zhǎo fāngfǎ,
着急。于是，他 不断 地 在 古代 医书 里 找 方法，
zài jiéhé xiànzài bìngrén de qíngkuàng, jìnxíng fēnxī, zǒngjié.
再 结合 现在 病人 的 情况，进行 分析、总结。
Zhōngyú, tā yánjiū chūle zhìliáo "dàtóuwēn" de liángfāng —
终于，他 研究 出了 治疗"大头瘟" 的 良方——
"pǔjì xiāodú yǐn".
"普济 消毒 饮"。

Li Dongyuan (1180-1251), a TCM physician with a strong sense of responsibility, was very anxious when he faced such a situation. So he pored over ancient medical literature looking for a cure. At the same time he analyzed and summarized the conditions of his patients. At last he developed an effective formula called "*Pu Ji Xiao Du* Oral Liquid" to deal with the disease.

6. 李东垣 lǐ dōng yuán
physician's name

7. 良 liáng good; fine

Zhèshí, yǒu rén quàn Lǐ dōngyuán shuō, "Nǐ kěyǐ bǎ zhè
这时，有人劝李东垣说，"你可以把这
gè xīn de yàofāng mài le, yídìng néng mài hěn duō qián." Lǐ
个新的药方卖了，一定能卖很多钱。"李
dōngyuán què shuō, "Wǒ shì yì míng yīshēng, zhìbìng jiù rén shì
东垣却说，"我是一名医生，治病救人是
wǒ yìng jìn de zérèn. Yùdào zhè zhǒng wēnyì, dàjiā yǐjīng hěn
我应尽的责任。遇到这种瘟疫，大家已经很
tòngkǔ le, wǒ zěnme néng jièzhù wēnyì qù zhuàn qián ne."
痛苦了，我怎么能借助瘟疫去赚钱呢。"
Yúshì, tā jiāng yàofāng háowúbǎoliú de gōngbù chūlái, bìng bǎ
于是，他将药方毫无保留地公布出来，并把
yàofāng xiě zài mùpái shàng, lì zài rén duō de dàjiē zhōng, ràng
药方写在木牌上，立在人多的大街中，让
lùguò de rén dōu néng kàndào.
路过的人都能看到。

At the moment, someone suggested that he sell it for big money. Li said, "I am a physician and my duty is to treat patients and save their lives. People are suffering from this epidemic and in great panic, how could I make money from it?" Then, he publicized the medical formula without reservation. He wrote it on a wooden board and displayed it on a crowded street so that everyone passing by could see it.

8. 劝　quàn　persuade

9. 遇　yù　meet
10. 瘟疫　wēn yì　pestilence
11. 赚　zhuàn　make money
12. 毫　háo　in the least
13. 无　wú　nothing

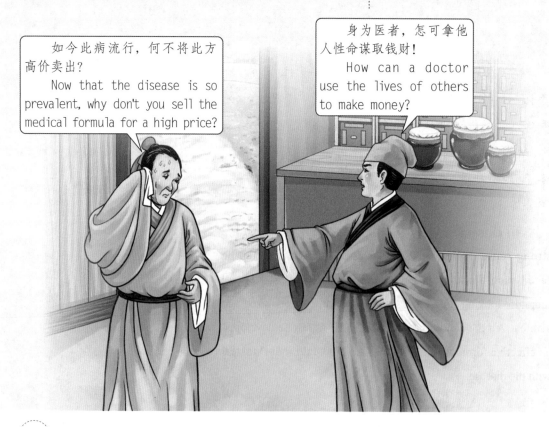

如今此病流行，何不将此方高价卖出？
Now that the disease is so prevalent, why don't you sell the medical formula for a high price?

身为医者，怎可拿他人性命谋取钱财！
How can a doctor use the lives of others to make money?

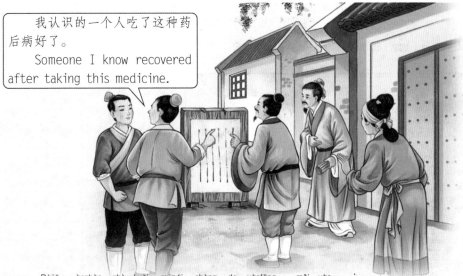

> 我认识的一个人吃了这种药后病好了。
>
> Someone I know recovered after taking this medicine.

Dàjiā ànzhào zhè kuài mùpái shàng de yàofāng, mǎi yào
大家 按照 这 块 木牌 上 的 药方，买药
fúyòng. Hěn duō rén zài fúyào hòu, bìng hěn kuài jiù hǎo le.
服用。很多 人 在 服药 后，病 很 快 就 好 了。
Hòulái, rénmen wèile zànměi lǐ dōngyuán bú wèi jīnqián,
后来，人们 为了 赞美 李 东垣 不 为 金钱，
yì xīn zhìbìng jiù rén de gāoshàng yīdé, yòu bǎ zhè gè yàofāng
一 心 治病 救人 的 高尚 医德，又 把 这 个 药方
kèzàile shíbēi shàng, yǒngyuǎn liúchuán xiàlái.
刻在了 石碑 上，永远 流传 下来。

14. 赞美 zàn měi praise
15. 高尚 gāo shàng noble
16. 德 dé moral character

Patients bought the medicines listed in the medical formula on the board, and many of them recovered after taking the medicine.

Afterwards in order to praise Li Dongyuan's noble medical ethics, the formula was inscribed on a stone tablet so that it could be passed down forever.

Yí wèi wěidà de yīshēng, bùjǐn yào yǒu gāochāo de
一 位 伟大 的 医生，不仅 要 有 高超 的
yīshù, hái yào yǒu gāoshàng de yīdé, bú wèi jīnqián, yì xīn
医术，还 要 有 高尚 的 医德，不 为 金钱，一 心
wèi rén. Gǔ jīn zhōng wài, zhè yàng de rénài yīshēng dōu zhídé
为 人。古 今 中 外，这 样 的 仁爱 医生 都 值得
wǒmen qù xuéxí, qù zànměi.
我们 去 学习、去 赞美。

A great doctor should not only have superb medical skills, but also noble medical ethics, and dedicate himself to saving people instead of making money. Such benevolent doctors, no matter whether they live in ancient or modern times, or come from home or abroad, are worthy of our emulation and praise.

知识延伸 Extended Knowledge

Lǐ dōngyuán (gōngyuán 1180~1251), zhōngguó jīnyuán
李 东 垣（公元 1180 ~ 1251）, 中 国 金 元
shíqī (gōngyuán 1115~1368) yīxuéjiā, shì zhōngyī lìshǐ
时 期（公元 1115~1368）医学家, 是 中 医 历 史
shàng de "jīnyuán sì dàjiā" zhī yī. Tā shànyòng tiáolǐ pí
上 的 "金元 四 大 家" 之 一。他 善用 调理 脾
wèi de fāngfǎ lái zhìliáo jíbìng, zhù yǒu 《pí wèi lùn》 yì
胃 的 方 法 来 治疗 疾病, 著 有 《脾 胃 论》 一
shū. Zài 《pí wèi lùn》 zhōng, lǐ dōngyuán hái cóng zhìwèibìng
书。在 《脾 胃 论》 中, 李 东 垣 还 从 治未病
de jiǎodù, qiángdiàole pínghéng yǐnshí děng yǎngshēng fāngfǎ.
的 角度, 强 调 了 平 衡 饮食 等 养生 方法。

Li Dongyuan (1180-1251), a medical scientist of the Jin and Yuan dynasties (1115-1368), is known as a member of the "four medical schools" at that period in TCM history. He was skilled at treating diseases by regulating the spleen and stomach. And he was the author of the book *Treatise on the Spleen and Stomach* (*Piweilun*, 脾胃论). In this book, he proposed the concept of prevention before disease arising, in which stress was put on balanced diet to keep fit.

17. 之 zhī part (used between an attribute and the word it modifies)

18. 衡 héng balance

Chénpí   hóngzǎo   chá
陈皮 红枣 茶

—— Dried Tangerine Peel and Chinese Date Tea

Zhōngyī rènwéi pí wèi shòusǔn huì yǐnqǐ hěn duō jíbìng.
中医 认为 脾 胃 受损 会 引起 很 多 疾病。
Yīncǐ, pí wèi de yǎnghù hěn zhòngyào. Zhù xiāohuà、fáng jīshí jiù
因此, 脾 胃 的 养护 很 重要。助 消化、防 积食 就
shì hěn zhòngyào de rìcháng yǎnghù pí wèi jiànkāng de fāngfǎ.
是 很 重要 的 日常 养护 脾 胃 健康 的 方法。

It is believed in TCM that many diseases are caused by injury to the spleen and stomach. Therefore, it is extremely important to take care of them. The commonly-used ways to improve the functions of the spleen and stomach are promoting digestion and preventing food retention.

19. 陈皮 chén pí Dried Tangerine Peel

20. 损 sǔn damage

大家一起来学习一道制作简单的日常茶饮——陈皮红枣茶。

Let's prepare a simple daily tea, the dried tangerine peel and Chinese date tea.

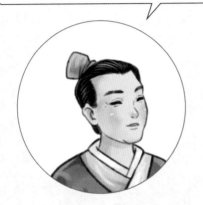

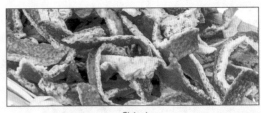

Chénpí
陈皮
Dried Tangerine Peel
(Chenpi, *Citri Reticulatae Pericarpium*)

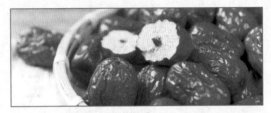

Hóngzǎo
红枣
Chinese Date (Hongzao, *Jujubae Fructus*)

Chénpí hóngzǎo chá
陈皮红枣茶

Yuánliào: chénpí 2~3 piàn, hóngzǎo 3~5 kē.
原料：陈皮 2~3 片，红枣 3~5 颗。

Zuòfǎ:
做法：

1. Chénpí xǐjìng hóngzǎo qiēkāi
1. 陈皮 洗净，红枣 切开。
2. Kāishuǐ chōngpào 3~5 fēnzhōng hòu jíkě yǐnyòng
2. 开水 冲泡，3~5 分钟 后 即可 饮用。

Zuòyòng: jiàn pí zhùxiāohuà
作用：健脾 助消化。

21. 颗 kē usu. for anything small and roundish

Dried Tangerine Peel and Chinese Date Tea

Ingredients: 2-3 slices of Dried Tangerine Peel, 3-5 Chinese Dates.

How to Make It:

1. Wash the Dried Tangerine Peel and cut the Chinese Dates into slices.

2. Brew them with boiling water for 3-5 minutes.

Action: Invigorating the spleen and promoting digestion

中医药小知识 TCM Tips

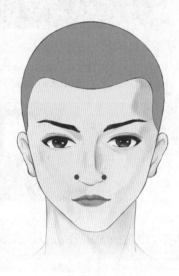

Yíngxiāng xué
迎香 穴

Wèizhì: miànbù, bíyì wàiyuán zhōngdiǎn páng, zài bíchúngōu zhōng.
位置：面部，鼻翼 外缘 中点 旁，在 鼻唇沟 中。

Gōngxiào: kāi bíqiào, huǎnjiě bísāi.
功效：开 鼻窍，缓解 鼻塞。

Chángyòng cāozuò fāngfǎ: diǎn、 àn、 róu.
常用 操作 方法：点、按、揉。

Yíngxiāng (LI20)

Location: On the face, near the midpoint of the outer edge of the nose, in the nasolabial sulcus

Efficacy: Removing nasal obstruction and relieving nasal congestion

Commonly-used operation methods: Finger-pressing, pressing, kneading

22. 鼻翼 bí yì the alae of the nose
23. 缘 yuán edge
24. 鼻唇沟 bí chún gōu nasolabial sulcus
25. 窍 qiào hole
26. 塞 sāi congestion

饮食与健康 Diet and Health

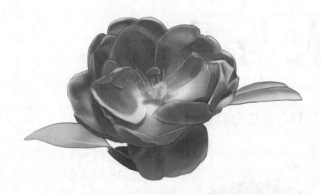

Qiángwēihuā

【蔷薇花】

Yǒu qīngrè jiědú、 tiáohé pí wèi de zuòyòng, kě huǎnjiě
有 清热 解毒、调和 脾 胃 的 作用，可 缓解
shǔrè fánkě、 dù fù zhàngmǎn děng.
暑热 烦渴、肚 腹 胀满 等。

【Rose】

(Qiangweihua, *Flos Seu Petalum Rosae Multiflorae*)

It has the effect of clearing heat, removing toxic substances, and harmonizing the spleen and stomach. It also works to relieve summer heat, extreme thirst and abdominal distention, etc.

27. 蔷薇 qiáng wēi rose
28. 暑 shǔ summer heat
29. 肚腹 dù fù abdomen
30. 胀 zhàng fullness
※31. 调和脾胃 tiáo hé pí wèi harmonizing the spleen and stomach

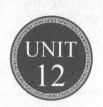
神农与茶叶

Shennong and Tea

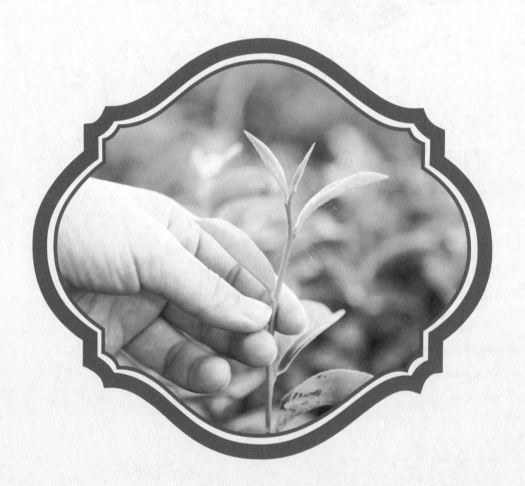

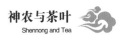

听中国故事 A Chinese Story

Shénnóng yǔ cháyè
神农 与 茶叶
—— Shennong and Tea

Hěnjiǔ yǐqián, zài zhōngguó de dàdì shàng, yǒu hěn duō
很久 以前，在 中国 的 大地 上，有 很 多
bùluò. Rénmen dōu yǐ dòngwù hé yěguǒ wéi zhǔyào shíwù, jīngcháng
部落。人们 都 以 动物 和 野果 为 主要 食物，经常
rěnshòuzhe jī'è、 hánlěng、 jíbìng děng, shēnghuó fēicháng jiānkǔ.
忍受着 饥饿、寒冷、疾病 等，生活 非常 艰苦。

Long long ago, there were many tribes in China. People mainly fed on animals and wild fruits, and they often suffered from hunger, cold or diseases. Life was hard for them.

1. 野 yě wild; uncultivated; undomesticated; untamed
2. 饥 jī hungry; starved; famished

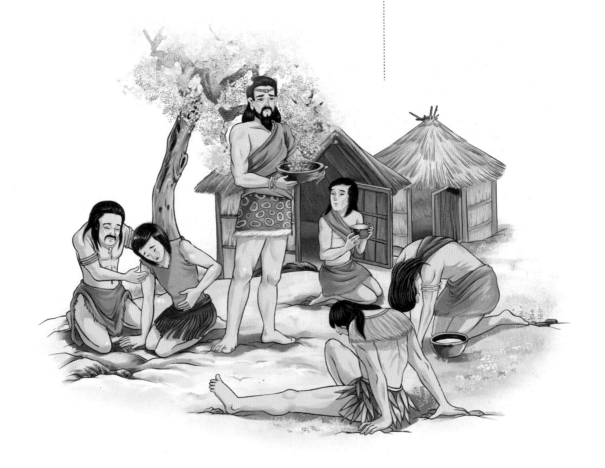

Yǒu yí wèi bùluò de shǒulǐng jiào shénnóng. Tā jīngcháng kàndào
有 一 位 部落 的 首领 叫 神农。他 经常 看到
zìjǐ de rénmín shēngbìng, què bù zhīdào zěnme jiùzhì, zhǐnéng
自己 的 人民 生病，却 不 知道 怎么 救治，只能
kànzhe tāmen tòngkǔ de sǐqù. Shēnwéi bùluò shǒulǐng, tā fēicháng
看着 他们 痛苦 地 死去。身为 部落 首领，他 非常
nánguò, juéxīn yào zhǎodào kěyǐ bāngzhù rénmen jiěchú jíbìng
难过，决心 要 找到 可以 帮助 人们 解除 疾病
de yào.
的 药。

At the time, there was a chieftain named Shennong. He saw his people get sick, but didn't know what to do. Finally he had to see them die in despair. As the leader of the tribe, he was very sad, and determined to find some herbal medicines that could help his people.

Yúshì, shénnóng qīnzì shàngshān, xúnzhǎo kěyǐ zhìliáo jíbìng
于是，神农 亲自 上山，寻找 可以 治疗 疾病
de yàocái. Tā měi cì fāxiàn xiàng yàocái de zhíwù shí, dōu
的 药材。他 每 次 发现 像 药材 的 植物 时，都
yào mǎshàng shìzhe chī yì chī. Zài zhè gè guòchéng zhōng, tā yě
要 马上 试着 吃 一 吃。在 这 个 过程 中，他 也
jīngcháng huì yùdào yǒudú de zhíwù Zhòngdú hòu, tā jiù zài
经常 会 遇到 有毒 的 植物。中毒 后，他 就 在
fùjìn zài zhǎodào nénggòu jiědú de zhíwù chī. Zài zhèyàng búduàn
附近 再 找到 能够 解毒 的 植物 吃。在 这样 不断
de tànsuǒ zhōng, shénnóng wèi bùluò rénmín zhǎodàole hěn duō kěyǐ
地 探索 中，神农 为 部落 人民 找到了 很 多 可以
zhìbìng de yàocái.
治病 的 药材。

Then Shennong went up to the mountain looking for herbal medicines that could cure diseases. Each time he found a plant that looked like herbal medicine, he would immediately taste it. He often encountered poisonous plants. If he was poisoned, he would find other antidotic plants to solve the problem. As last, Shennong found many herbal medicines that could cure diseases.

3. 附近 fù jìn nearby; neighbouring; close to

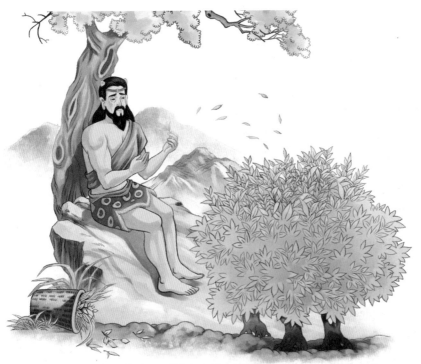

Yǒu yí cì, shénnóng chīdàole yì zhǒng cǎoyào hòu, lìjí
有 一 次， 神农 吃到了 一 种 草药 后， 立即
gǎndào kǒugān shémá, tóuyūn mùxuàn, tā zhīdào yòu zhòngdú le,
感到 口干 舌麻， 头晕 目眩， 他 知道 又 中毒 了，
yúshì gǎnjǐn kàozhe yì kē dà shù xiūxi. Zhèshí, yízhèn fēng
于是 赶紧 靠着 一 棵 大 树 休息。 这时， 一阵 风
chuīguò, piāolái jǐ piàn dàizhe qīngxiāng de yèzi, shénnóng mǎshàng
吹过， 飘来 几 片 带着 清香 的 叶子， 神农 马上
jiǎnle jǐ piàn fàngzài zuǐ lǐ chī. Hěn kuài, tóuyūn、 shémá de
拣了 几 片 放在 嘴 里 吃。 很快， 头晕、 舌麻 的
gǎnjué xiāoshī le. Shénnóng kànzhe zhèxiē cóng shù shàng luòxià de
感觉 消失 了。 神农 看着 这些 从 树 上 落下 的
yèzi, gǎndào hěn shénqí. Tā xiǎng, zhè zhǒng shùyè jiùle zìjǐ
叶子， 感到 很 神奇。 他 想， 这 种 树叶 救了 自己
yìmìng, yídìng shì hěn hǎo de jiědú yàocái, yào duō cǎi yìxiē
一命， 一定 是 很 好 的 解毒 药材， 要 多 采 一些
huíqu gěi bùluò de rénmen chī.
回去 给 部落 的 人们 吃。

4. 舌 shé tongue
5. 眩 xuàn dizzy; giddy
6. 棵 kē usu for plants
7. 阵 zhèn short period; spell
8. 拣 jiǎn pick up; collect;
   gather

One day, Shennong ate a herb and felt thirsty, numb in his tongue and dizzy. He knew he was poisoned again, so he quickly leaned against a big tree to rest. At the moment, a gust of wind blew and brought several fragrant leaves to him. He immediately picked a few leaves and put them in his mouth. Soon, dizziness and tongue numbness disappeared. He was amazed by these magical leaves which fell from the trees. He thought this kind of leaf must be a good antidotic herb because it saved his life. He collected more for his people.

Huíjiā hòu, shénnóng shìzhe yòng shuǐ zhǔ zhèxiē shénqí de
回家后，神农 试着 用 水 煮 这些 神奇 的
shùyè, qīngxiāng de qìwèi lìkè cóng guōlǐ piāole chūlái. Tā
树叶，清香 的 气味 立刻 从 锅里 飘了 出来。他
hēle yì kǒu, wèidào suīrán yǒu yìdiǎn kǔ, dàn huíwèi gāntián,
喝了 一 口，味道 虽然 有 一点 苦，但 回味 甘甜，
gǎnjué tóunǎo gèng qīngxǐng le, shēntǐ yě bú lèi le. Cóngcǐ,
感觉 头脑 更 清醒 了，身体 也 不 累 了。从此，
zhèzhǒng shùyè zuòwéi yì zhǒng jiědú de yàocái, bèi bùluò lǐ
这种 树叶 作为 一 种 解毒 的 药材，被 部落 里
de rénmen guǎngfàn shǐyòng. Shíjiān jiǔ le, rénmen jiù bǎ zhèzhǒng
的 人们 广泛 使用。时间 久 了，人们 就 把 这种
shénqí de shùyè qǔmíng wéi "cháyè".
神奇 的 树叶 取名 为 "茶叶"。

9. 飘 piāo wave to and fro; float
10. 醒 xǐng come round; awake; become aware

After returning home, Shennong boiled these leaves in water, and a fragrant smell immediately floated out of the pot. He sipped it. Although it was a bit bitter, its aftertaste was very sweet. He felt that his mind was clear and his body was not weak. Since then, this kind of leaf was widely used by people in the tribe as an antidotic herb. Over time, people named this magical leaf "tea".

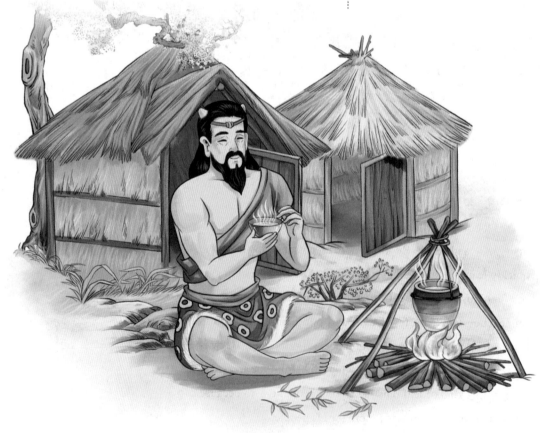

Shénnóng cháng bǎicǎo, jīngcháng yùdào dúyào, què cóng méiyǒu
神农 尝 百草，经常 遇到 毒药，却 从 没有
yīnwei jiānxiǎn ér fàngqìguò. Zhōnghuá wénmíng yě zhèngshì yīnwèi yǒu
因为 艰险 而 放弃过。中华 文明 也 正是 因为 有
zhèyàng de jīyīn cái cóngwèi zhōngduàn.
这样 的 基因 才 从未 中断。

Shennong tasted hundreds of plants. He often enco-
untered poisonous plants, but never gave up in the face of
hardship and danger. Under the inspiration of this spirit the
development of Chinese civilization has never stopped.

知识延伸 Extended Knowledge

Cháyè jì shì yǐnpǐn, yě shì yàowù, yǒuzhe tèshū de
茶叶 既是 饮品，也 是 药物，有着 特殊 的
wénhuà hányì hé yǎngshēng jiàzhí, jùyǒu xiāoshí, jiědú,
文化 含义 和 养生 价值，具有 消食、解毒、
tíshén děng zuòyòng.
提神 等 作用。

Tea is not only a drink but also a herb. It contains
special cultural meanings and healthcare value. It helps
digestion, detoxication and refreshment.

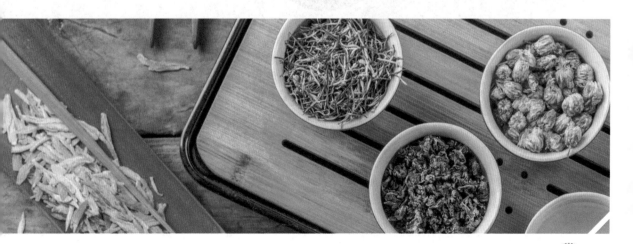

Zhōngguó shì shìjiè shàng chǎn chá zhǒnglèi zuì duō de guójiā.
中国 是世界 上 产茶 种类 最多 的 国家。
Zài zhōngguó, chá bèi fēnchéngle lǜ chá、hóng chá、 wūlóng chá、bái
在 中国，茶被 分成了 绿茶、红茶、乌龙茶、白
chá、 hēi chá、huáng chá děng jǐ dà lèi, ér měi zhǒng dà lèi yòu
茶、黑茶、黄茶 等 几 大 类，而每 种 大 类 又
kě xìfēn wéi duō gè xiǎo lèi.
可 细分 为 多 个 小 类。

11. 细 xì minute; trifling; slender

China produces the most varieties of tea in the world. In China, tea is divided into several categories, including green tea, black tea, oolong tea, white tea, dark green tea, yellow tea; and each category can be subdivided into multiple subcategories.

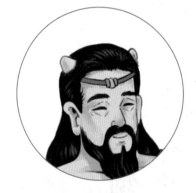

你知道这些茶叶分别产自于中国哪些省份吗？
In which provinces are these varieties of tea produced?

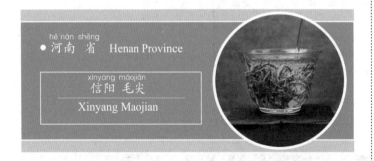

hé nán shěng
河南 省 Henan Province
xìnyáng máojiān
信阳 毛尖
Xinyang Maojian

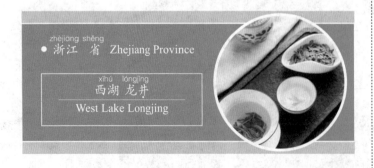

zhèjiāng shěng
浙江 省 Zhejiang Province
xīhú lóngjǐng
西湖 龙井
West Lake Longjing

12. 井 jǐng well
13. 浙江 zhè jiāng name of province

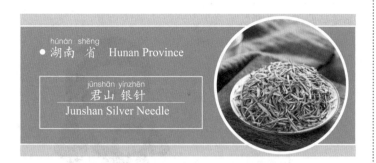

húnán shěng
● 湖南 省 Hunan Province

jūnshān yínzhēn
君山 银针
Junshan Silver Needle

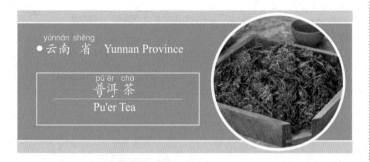

yúnnán shěng
● 云南 省 Yunnan Province

pǔ ěr chá
普洱 茶
Pu'er Tea

14. 普洱 pǔ ěr tea produced in Yunnan Province

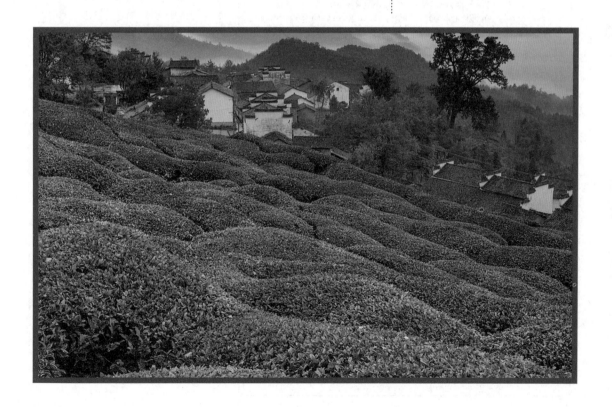

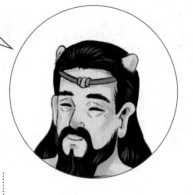

你知道吗？茶叶还可以用来做菜呢。

Do you know tea could also be used in cooking dishes?

Lǜchá chǎo jīdàn

绿茶 炒 鸡蛋

Zhǔliào: jīdàn、 lǜchá (máojiān).

主料：鸡蛋、绿茶（毛尖）。

Pèiliào: shíyòng yóu、 yán、 jiāng、 cōng.

配料：食用 油、盐、姜、葱。

Stir-fried Egg with Green Tea

Main ingredients: Eggs, green tea (Maojian)

Other ingredients: Edible oil, table salt, ginger and scallions

15. 葱 cōng scallion

Zuòfǎ:

做法：

1. Jiāng jīdàn dǎsuì dǎorù wǎn zhōng, jiǎobàn jūnyún.

1. 将 鸡蛋 打碎 倒入 碗 中，搅拌 均匀。

2. Jiāng lǜchá (máojiān) yòng 70℃～80℃ de shuǐ chōngpào liǎng

2. 将 绿茶（毛尖）用 70℃～80℃ 的 水 冲泡 两

cì, dài cháyè shūzhǎn hòu lāochū, zài yòng liángshuǐ chōngxǐ yí

次，待 茶叶 舒展 后 捞出，再 用 凉水 冲洗 一

cì, liànggān shuǐfèn.

次，晾干 水分。

3. Guōzhōng tiān yóu, yóu rè hòu, jiāng jīdàn yè dǎorù, ránhòu

3. 锅中 添油，油 热后，将 鸡蛋 液 倒入，然后

dǎorù cháyè, bìng jiā yán、 jiāng、 cōng, xùnsù fānchǎo, dài

倒入 茶叶，并 加 盐、姜、葱，迅速 翻炒，待

jīdàn sōngsǎn hòu jíkě chūguō shíyòng.

鸡蛋 松散 后 即可 出锅 食用。

How to Make It:

1. Break the egg, put it in a bowl and mix them evenly.

2. Brew the green tea (Maojian) twice with water at 70℃-80℃. After the tea leaves are stretched, take them out, rinse them with cold water and leave it to dry.

3. Add oil to the pot. After the oil is hot, put the egg and tea in sequence, then add table salt, ginger and scallions, and stir-fry quickly. When the egg is loose, the dish is ready.

16. 均 jūn equal; even
17. 匀 yún even
18. 捞 lāo scoop up from a liquid; dredge up; fish for; drag for

19. 添 tiān add
20. 迅 xùn fast; swift
21. 松 sōng loose; slack; pine tree

中医药小知识 TCM Tips

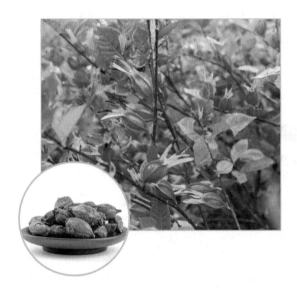

Zhīzi

栀子

Rùyào   bùwèi: guǒshí.
入药 部位：果实。
Gōngxiào: qīngrè   xièhuǒ.
功效：清热 泻火。

Cape Jasmine Fruit
(Zhizi, *Gardeniae Fructus*)

Part used as medicine: Fruit

Action: Clearing heat-fire

22. 栀 zhī cape jasmine

饮食与健康 Diet and Health

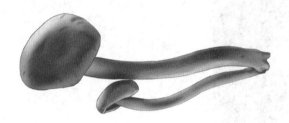

Cháshùgū
【茶树菇】

Yǒu yì cháng wèi、rùnfèi zhǐké děng zuòyòng, néng jiànpí
有 益 肠 胃、润肺 止咳 等 作用，能 健脾
kāiwèi, qīngrè, tígāo réntǐ miǎnyìlì.
开胃，清热，提高 人体 免疫力。

【 Agrocybe Aegerila 】(Chashugu, *Fructificatio Agrocybes Cylindraceae*)

It has the effect of improving the functions of the intestines, stomach and spleen, moistening the lung and relieving cough, whetting appetite, clearing heat and improving immunity.

23. 菇 gū mushroom

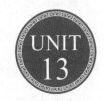

药王孙思邈

Sun Simiao, Super Physician of Traditional Chinese Medicine

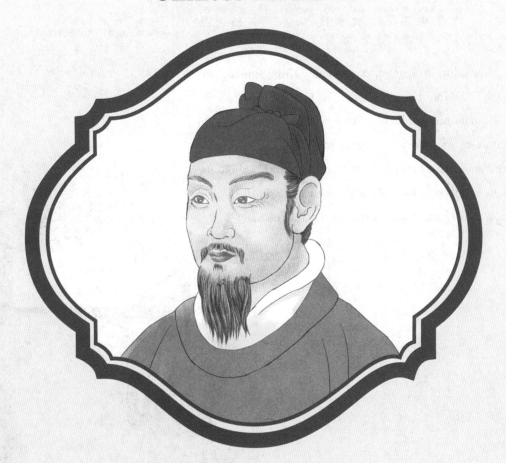

听中国故事 A Chinese Story

Yàowáng miào yòng púgōngyīng
药王 妙 用 蒲公英

—— Ingenious Use of Dandelion by the Super
Physician of Traditional Chinese Medicine

Xiāngchuán, yì tiān wǎnshang, yàowáng sūn sīmiǎo zài jiā fùjìn
相传 ， 一 天 晚上 ， 药王 孙 思邈 在 家 附近
de shānlín zhōng sànbù. Běn xiǎngzhe shǎngyuè, kěshì tūránzhījiān
的 山林 中 散步。 本 想着 赏月 ， 可是 突然之间
guāqǐle dà fēng. Kàndào zhèzhǒng qíngkuàng, sūn sīmiǎo gǎnjué yào
刮起了 大 风。 看到 这种 情况 ， 孙 思邈 感觉 要
xià dà yǔ, yúshì jímáng xiàshān huíjiā. Zài pǎojìn yuànzi de
下 大 雨 ， 于是 急忙 下山 回家。 在 跑进 院子 的
shíhou, tā de shǒuzhǐ bùxiǎoxīn bèi shùzhī zhāshāng le. Sūn sīmiǎo
时候 ， 他 的 手指 不小心 被 树枝 扎伤 了。 孙 思邈
yǐwéi zhè zhǐ shì gè xiǎo shāngkǒu, jiù méiyou fūyào chǔlǐ.
以为 这 只 是 个 小 伤口 ， 就 没有 敷药 处理。

According to legend, one evening, Sun Simiao, was walking in the forest near his house. He hoped to enjoy a view of the moon, but suddenly a strong gust of wind blew up. Seeing it, he was sure a heavy rain was about to come, so he hurried down the mountain to go home. When he ran into the yard, he accidentally stabbed his finger on a branch. He thought that it was just a small wound and didn't care about it.

1. 蒲公英 pú gōng yīng
   Dandelion

2. 孙思邈 sūn sī miǎo
   physician's name

3. 林 lín forest; woods

4. 赏 shǎng view and admire;
   delight in viewing; award

5. 刮 guā (of the wind) blow;
   scrape

6. 枝 zhī branch; twig

7. 扎 zhā prick; puncture

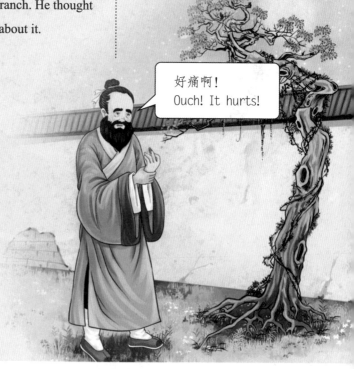

好痛啊！
Ouch! It hurts!

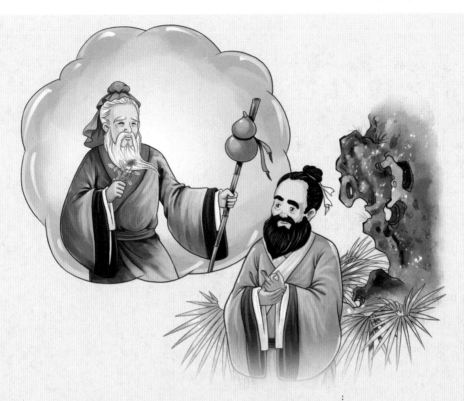

Méixiǎngdào, běn yīnggāi liǎng sān tiān jiù huì zìjǐ yùhé de
没想到，本应该两三天就会自己愈合的
xiǎo shāngkǒu, dào xiànzài yǐjīng 5 tiān le hái méiyǒu hǎozhuǎn. Zhège
小伤口，到现在已经5天了还没有好转。这个
shíhou, tā tūrán xiǎngqǐ hěnjiǔ yǐqián yǒu yí wèi zhǎngzhě céng duì
时候，他突然想起很久以前有一位长者曾对
tā shuōguò, yǒu yì zhǒng jiào púgōngyīng de zhíwù kěyǐ xiāozhǒng
他说过，有一种叫蒲公英的植物可以消肿
zhǐtòng, yúshì, tā juédìng shì yí shì。Tā jiāng gānggāng zhāixià
止痛，于是，他决定试一试。他将刚刚摘下
de púgōngyīng zhěngkē xǐjìng、dǎosuì, fūzàile shāngkǒu shàng.
的蒲公英整颗洗净、捣碎，敷在了伤口上。

Unexpectedly, the small wound did not heal on the fifth
day. He suddenly remembered that a senior friend had told him
a plant called Dandelion was effective at relieving swelling and
pain. He decided to have a try. After he got it, he washed and
crushed it into pieces, and applied it to the wound.

8. 愈 yù recover; heal

9. 碎 suì break to pieces; smash

Jǐ tiān hòu, tā de shǒuzhǐ guǒrán hǎo le.
几天后，他的手指果然好了。

Zhècì de jīnglì, bùjǐn ràng sūn sīmiǎo zhīdàole púgōngyīng
这次的经历，不仅让孙思邈知道了蒲公英
de liáoxiào, yě gěi tā liúxiàle hěn shēn de yìnxiàng, yúshì tā
的疗效，也给他留下了很深的印象，于是他
jiāng zhèjiàn shì jìzǎidào zìjǐ de yīshū zhōng, ràng gèng duō de
将这件事记载到自己的医书中，让更多的
rén liǎojiě púgōngyīng zhèzhǒng pǔtōng, dàn quèshì zhìbìng liángyào de
人了解蒲公英这种普通，但却是治病良药的
zhíwù.
植物。

A few days later, the wound healed.

From the experience Sun not only knew the action of Dandelion, but also had a deep impression of the herb. Afterwards he made a record in his medical book about the action of Dandelion. He hoped that more people would understand its action.

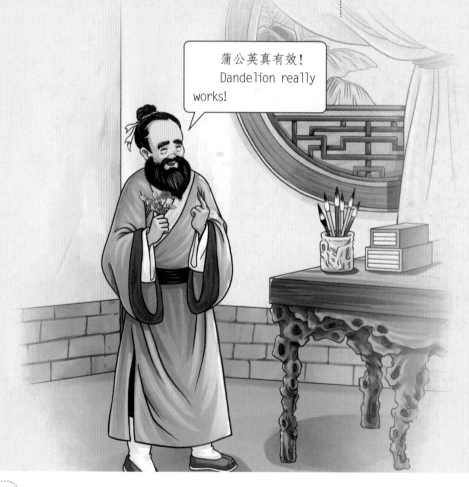

蒲公英真有效!
Dandelion really works!

Zhōngyī fāzhǎn lìshǐ yōujiǔ, bùtóng shídài de yīzhě zuòchūle
中医 发展 历史 悠久,不同 时代 的 医者 做出了
jùdà de gòngxiàn. Tāmen gēnjù zìjǐ de xíngyī jīnglì, huòshì
巨大 的 贡献。他们 根据 自己 的 行医 经历, 或是
zài zhìliáo jíbìng fāngmiàn zuòchūle tūchū de gòngxiàn, huòshì
在 治疗 疾病 方面 做出了 突出 的 贡献, 或是
jiāohuìle rénmen gèng duō de yùfáng jíbìng de fāngfǎ, wèi rénlèi
教会了 人们 更 多 的 预防 疾病 的 方法,为 人类
de jiànkāng fèngxiàn zìjǐ de zhìhuì. Shēnghuó zhōng de wǒmen yě
的 健康 奉献 自己 的 智慧。生活 中 的 我们 也
yīnggāi yòng bùtóng de fāngshì fāngfǎ, jiéhé zìjǐ de cōngming
应该 用 不同 的 方式 方法, 结合 自己 的 聪明
cáizhì chǔlǐ gè zhǒng shìqing hé wèntí.
才智 处理 各 种 事情 和 问题。

Traditional Chinese medicine has a long history, and physicians of different ages have made tremendous contributions. Based on their medical experience, they have made contributions to disease treatment, or teaching people how to prevent diseases. In a word, they all have dedicated their wisdom to improving people's health. In our daily life, we should deal with our problems with effective methods and wisdom.

知识延伸 Extended Knowledge

Yàowáng —— sūn sīmiǎo
药王——孙 思邈
—— Sun Simiao, Super Physician of Traditional Chinese Medicine

Sūn sīmiǎo (yuē gōngyuán 581~682), shì zhōngguó tángdài
孙 思邈(约 公元 581 ~ 682), 是 中国 唐代
(gōngyuán 618~907) jiéchū de yīyàoxuéjiā, zhùyǒu 《bèijí
(公元 618~907) 杰出 的 医药学家, 著有《备急
qiānjīn yào fāng》 《qiānjīn yì fāng》 Tā yīdé gāoshàng, duì
千金 要 方》《千金 翼方》。他 医德 高尚, 对
bìngrén búlùn guì jiàn pín fù, yìxīn jiùzhì, 《bèijí qiānjīn yào
病人 不论 贵 贱 贫 富, 一心 救治,《备急 千金 要
fāng》 kāipiān zhīzuò 《dàyī jīngchéng》 tǐxiànle zhèyī sīxiǎng, zhè
方》开篇 之作《大医 精诚》体现了 这一 思想, 这
yě shǐ 《dàyī jīngchéng》 chéngwéi zhōngyī gǔjí zhōng lùnshù yīdé
也 使《大医 精诚》成为 中医 古籍 中 论述 医德
de zhòngyào wénxiàn. Yīnwèi sūn sīmiǎo zài yīyào fāngmiàn de chéngjiù
的 重要 文献。因为 孙 思邈 在 医药 方面 的 成就
jùdà, hòurénzūnchēng tā wéi "yàowáng".
巨大, 后人尊称 他 为 "药王"。

10. 悠 yōu remote in time or space; swing
11. 奉献 fèng xiàn offer up; present with all respect; contribution
12. 聪 cōng bright; clever; acute hearing; intelligent
13. 智 zhì wisdom; resourcefulness; wit

14. 唐 táng one dynasty in Chinese history; surname
15. 杰 jié outstanding; prominent
16. 翼 yì wing
17. 诚 chéng sincere; honest
18. 籍 jí book; record

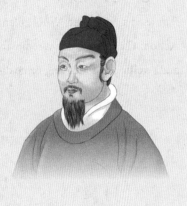

Sun Simiao (c.581-682) was an outstanding medical scientist of the Tang Dynasty (618-907). He was the author of the *Important Formulas Worth a Thousand Gold Pieces for Emergency* (*Beijiqianjinyaofang*, 备急千金要方) and the *Supplement to 'Important Formulas Worth a Thousand Gold Pieces'* (*Qianjinyifang*, 千金翼方). He had noble medical ethics and was dedicated to treating patients regardless of whether they were rich or poor. The article "Perfect Proficiency of a Great Physician" is listed in the book *Important Formulas Worth a Thousand Gold Pieces for Emergency*, which has become significant morality of physicians. Because of his great achievements he has been honored as the "super physician of traditional Chinese medicine".

Púgōngyīng

蒲公英

Rùyào bùwèi: quán cǎo.
入药 部位：全草。
Gōngxiào: qīngrè jiědú, xiāozhǒng lìshī.
功效：清热 解毒，消肿 利湿。

Dandelion
(Pugongying, *Taraxaci Herba*)

Part used as medicine: Whole plant

Action: Clearing heat and removing toxic substances and swelling and inducing urine discharge

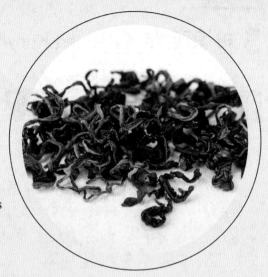

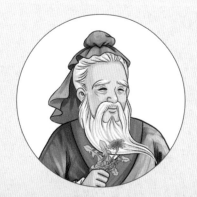

它还是一种美味的野菜呢！蒲公英饼很美味哦！

It's also a delicious wild vegetable! Dandelion cake is very delicious!

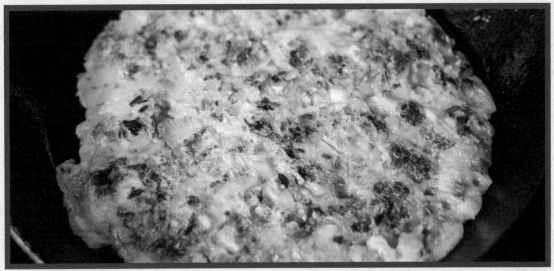

Púgōngyīng bǐng
蒲公英 饼

Zhǔliào: púgōngyīng 150 kè、 miànfěn 40 kè、 shuǐ 20 kè、 jīdàn
主料：蒲公英 150 克、面粉 40 克、水 20 克、鸡蛋
1 gè.
1 个。
Pèiliào: shíyòng yán shìliàng、 hújiāofěn shìliàng、 shíyòng yóu shìliàng.
配料：食用 盐 适量、胡椒粉 适量、食用 油 适量。

19. 胡椒 *hú jiāo* pepper

Dandelion Cake

Main ingredients: Dandelion 150g, flour 40g, water 20g and an egg

Other ingredients: Appropriate amount of table salt, pepper and edible oil

Zuòfǎ:
做法：

1. Púgōngyīng xǐjìng qiēsuì, bèiyòng.
1. 蒲公英 洗净 切碎，备用。

2. Jīdàn dǎrù wǎnzhōng, jiā shíyán, jiǎobàn jūnyún.
2. 鸡蛋 打入 碗中，加 食盐，搅拌 均匀。

3. Yìbiān jiǎobàn jīdàn, yìbiān jiārù miànfěn、hú-jiāofěn hé
3. 一边 搅拌 鸡蛋，一边 加入 面粉、胡椒粉 和
shuǐ, jiǎobànchéng miànhù zhuàng.
水，搅拌成 面糊 状。

4. Jiāng miànhù dǎorù qiēsuì de púgōngyīng zhōng, jiǎobàn,
4. 将 面糊 倒入 切碎 的 蒲公英 中，搅拌，
bèiyòng.
备用。

5. Bǎ píngdǐguō shāo rè, dǎorù shìliàng de shíyòng yóu, zài guō
5. 把 平底锅 烧热，倒入 适量 的 食用 油，在 锅
dǐ huàng yún.
底 晃 匀。

6. Qǔ shìliàng púgōngyīng miànhù, dǎorù guōzhōng píngtān, jiānzhì
6. 取 适量 蒲公英 面糊，倒入 锅中 平摊，煎至
liǎng miàn jiāosè, chūguō, jíkě shíyòng.
两 面 焦色，出锅，即可 食用。

How to Make It:

1. Wash and cut Dandelion into small pieces.

2. Break the egg and put it in a bowl, add table salt, and mix evenly.

3. Add flour, pepper and water while stirring the egg, and then keep stirring until it is a paste.

4. Mix the paste with Dandelion and stir it.

5. Heat the pan, put some edible oil to cover the pan.

6. Put some paste in the pan, fry it until both sides are golden brown.

20. 糊 hù gruel; paste

21. 摊 tān spread out
22. 焦 jiāo burnt; scorched; crisp

中医药小知识 TCM Tips

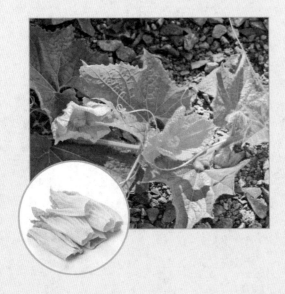

Nánguā huā
南瓜 花

Rùyào bùwèi: huā.
入药 部位：花。

Gōngxiào: qīng shī rè, xiāozhǒng.
功效：清 湿 热，消肿。

23. 瓜 guā melon

Chinese Pumpkin Flower
(Nanguahua, *Flos Cucurbitae*)

Part used as medicine: Flower

Action: Clearing dampness and heat, and removing swelling

饮食与健康 Diet and Health

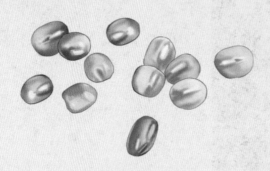

Lǜdòu
【绿豆】

Yǒu qīngrè xiāoshǔ、 jiědú de zuòyòng, duì gāozhīxuèzhèng hé
有 清热 消暑、解毒 的 作用，对 高脂血症 和
tángniàobìng yě yǒu yídìng de fǔzhù zhìliáo zuòyòng.
糖尿病 也 有 一定 的 辅助 治疗 作用。

【Mung Bean】
(Lüdou, *Semen Vignae Radiatae*)

It has the effect of clearing heat and relieving summer heat and removing toxic substances. It works to treat hyperlipidemia and diabetes to some extent.

24. 豆 dòu bean
25. 脂 zhī fat; grease
26. 症 zhèng symptom; disease

儿科之圣——钱乙

Qian Yi, Sage of Pediatrics

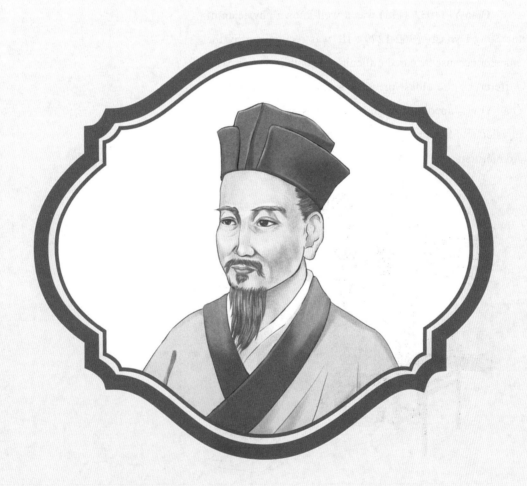

听中国故事 A Chinese Story

Qián yǐ yǔ liù wèi dìhuáng wán
钱 乙 与 六 味 地 黄 丸
—— Qian Yi and the Liuwei Dihuang Pills

Qián yǐ (gōngyuán 1032~1113) shì zhōngguó sòngdài (gōng
钱 乙（公元 1032~1113）是 中国 宋代（公
yuán 960~1279) míngyī, yīnwèi zhìhǎole zhǎnggōngzhǔ hé
元 960~1279） 名医， 因为 治好了 长公主 和
huángzǐ de yínánbìng, dédàole huángdì de rènkě. Yúshì, qián
皇子 的 疑难病， 得到了 皇帝 的 认可。 于是， 钱
yǐ bèi huángdì rènmìngwéi tàiyī①, jìnrù tàiyījú.
乙 被 皇帝 任命为 太医①， 进入 太医局。

Qian Yi (1032-1113) was a well-known physician of the Song Dynasty (960-1279). He was recognized by the emperor because he cured difficult and complicated diseases suffered by the eldest princess and a prince. Therefore, Qian Yi was appointed by the emperor as an imperial court physician[1], becoming a member of the Imperial Health Administration.

1. 钱乙 qián yǐ physician's name

2. 宋 sòng the Song Dynasty; surname
3. 皇帝 huáng dì emperor
4. 疑 yí doubt
5. 局 jú bureau

①太医：为皇族及大臣诊治疾病的医生。

[1]imperial court physicians: They only served the imperial family and ministers.

Dāngshí, tàiyījú lǐ de yīshēng dàbùfen shì lǎo tàiyīmen
当时，太医局里的医生大部分是老太医们
de hòudài. Qián yǐ zé shì cóng mínjiān jìnrù tàiyījú de,
的后代。钱乙则是从民间进入太医局的，
búdàn débúdào zhòngshì, hái jīngcháng bèi gùyì wéinán.
不但得不到重视，还经常被故意为难。

At that time, most of the imperial court physicians of the Imperial Health Administration were descendants of the senior imperial court physicians, while Qian Yi had been a folk physician, he was looked down on by others and they often deliberately made things difficult for him.

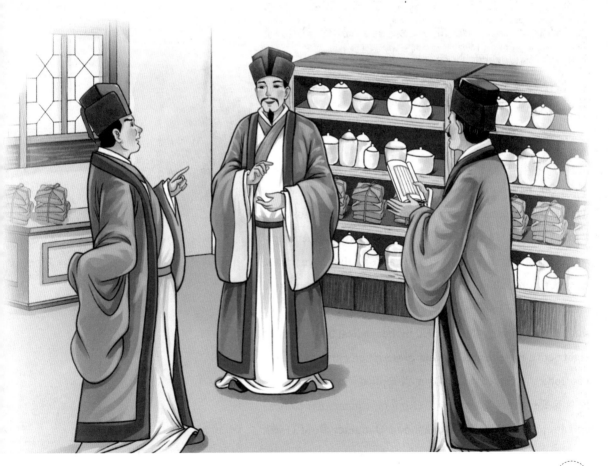

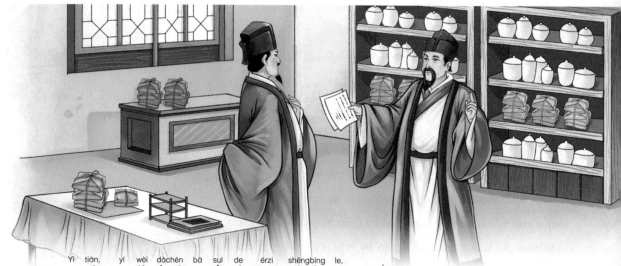

Yì tiān, yí wèi dàchén bǎ suì de érzi shēngbìng le,
一天，一位大臣八岁的儿子生病了，
dàchén jiù dào tàiyījú qǐng tàiyī gěi érzi kànbìng. Tàiyīmen
大臣就到太医局请太医给儿子看病。太医们
wèile shìtàn qián yǐ de yīshù, gùyì ràng qián yǐ kāi yàofāng.
为了试探钱乙的医术，故意让钱乙开药方。
Qián yǐ sīkǎole yíxià, jiù kāile yì zhāng yàofāng. Yí wèi
钱乙思考了一下，就开了一张药方。一位
tàiyī jiēguò qián yǐ kāi de yàofāng kàn le kàn, shuō: "Yīshū
太医接过钱乙开的药方看了看，说："医书
shàng jìzǎi de dìhuáng wán yǒu bā wèi yào, ér nǐ zhè fāngzi
上记载的地黄丸有八味药，而你这方子
zhǐyǒu liù wèi, shǎo kāile liǎng wèi, nǐ shì wàngle ba?" Qián
只有六味，少开了两味，你是忘了吧？"钱
yǐ dá: "Yīshū lǐ de bā wèi dìhuáng wán shì gěi dàrén yòng
乙答："医书里的八味地黄丸是给大人用
de, xiǎoháizi de tǐzhì bú shìhé shǐyòng ròuguì、 fùzǐ zhè liǎng
的，小孩子的体质不适合使用肉桂、附子这两
wèi zhōngyào. Rúguǒ yàofāng zhōng jiārù zhè liǎng wèi yào, háizi chī
味中药。如果药方中加入这两味药，孩子吃
hòu huì liú bíxuè de."
后会流鼻血的。"

One day, a minister's eight-year-old son fell ill, and he went to the Imperial Health Administration to find someone to treat his son. To test Qian Yi's medical skills, other imperial court physicians deliberately asked Qian Yi to make a prescription. Qian Yi thought for a while, then made a prescription. An imperial court physician took a look at it and said, "The Dihuang Pills recorded in the medical books contain eight herbal ingredients, but your prescription only has six, did you forget the other two?" Qian Yi replied, "Bawei Dihuang Pills is for adults. Cassia Bark (Rougui, *Cinnamomi Cortex*) and Prepared Common Monkshood Daughter Root (Fuzi,

6. 探 tàn test

7. 肉桂 ròu guì Cassia Bark
8. 附子 fù zǐ Prepared Common Monkshood Daughter Root

Aconiti Lateralis Radix Praeparata) are not good for children. If you give them to the child, nosebleed will be caused."

Nà wèi tàiyī tīngle qián yǐ de jiěshì, rènwéi tā shuō de
那位 太医 听了 钱 乙 的 解释, 认为 他 说 的
fēicháng zhèngquè. Hòulái, zhèxiē huà bèi biānrù 《xiǎoér yào zhèng
非常 正确。 后来, 这些 话 被 编入 《小儿 药 证
zhí jué》 yì shū. Qián yǐ suǒ chuàngzhì de "liù wèi dìhuáng wán"
直诀》 一 书。 钱 乙 所 创制 的 "六味 地黄 丸"
yě cóng sòngdài (gōngyuán 960~1279) chuánchéng zhìjīn.
也 从 宋代 (公元 960~1279) 传承 至今。

9. 释 shì explain; elucidate

10. 诀 jué key to success

The imperial court physician was satisfied with Qian Yi and thought what he said was right. Later, these words were compiled into the *Key to Therapeutics of Children's Diseases* (*Xiao'eryaozhengzhijue*, 小儿药证直诀). The "Liuwei Dihuang Pills" formulated by Qian Yi has also been passed down from the Song Dynasty (960-1279) to the present.

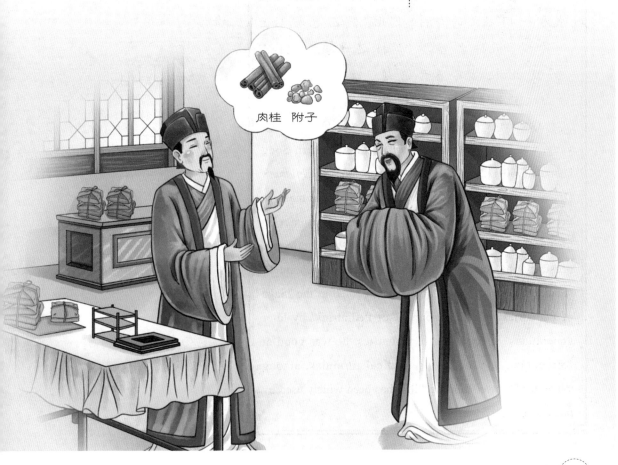

肉桂 附子

Liù wèi dìhuáng wán de chūxiàn, bùjǐn zhèngmíngle qián yǐ
六味地黄丸的出现，不仅证明了钱乙

gāochāo de yīshù, yě tǐxiànzhe zhōngyī biànzhèng de zhìhuì.
高超的医术，也体现着中医辨证的智慧。

The Liuwei Dihuang Pills formulated by Qian Yi not only reflected his superb medical skills, but also displayed the wisdom of TCM for treatment based on syndrome differentiation.

知识延伸 Extended Knowledge

Qián yǐ (yuē gōngyuán 1032~1113), zì zhòngyáng,
钱乙（约公元1032~1113），字仲阳，

zhōngguó běisòng shíqī (gōngyuán 960~1127) zhùmíng de érkē
中国北宋时期（公元960~1127）著名的儿科

yīxuéjiā. Tā biānxiě de 《xiǎoér yào zhèng zhí jué》 xìtǒng
医学家。他编写的《小儿药证直诀》系统

zǒngjiéle xiǎoér de tèdiǎn, gè zhǒng chángjiànbìng de zhìliáo
总结了小儿的特点、各种常见病的治疗

yǐjí hěn duō xiàoguǒ fēicháng hǎo de yàofāng, shǐ érkē fāzhǎn
以及很多效果非常好的药方，使儿科发展

chéngwéi yì mén dúlì de xuékē. Yīncǐ, qián yǐ yě bèi hòushì
成为一门独立的学科。因此，钱乙也被后世

zūnchēng wéi "érkē zhī shèng" "yòukē zhī bízǔ". Qián yǐ
尊称为"儿科之圣""幼科之鼻祖"。钱乙

zhuān gōng érkē, yóuqí shànyú chuàngzhì、gǎiliáng fāngyào. Qízhōng
专攻儿科，尤其善于创制、改良方药。其中

"liù wèi dìhuáng wán" bèi rénmen guǎngfàn shǐyòng.
"六味地黄丸"被人们广泛使用。

Qian Yi (c.1032-1113), also known as Qian Zhongyang, was a famous pediatrician of the Northern Song Dynasty (960-1127). The *Key to Therapeutics of Children's Diseases* compiled by him systematically summarizes the physical characteristics of children, experience in treatment for commonly seen diseases, and many effective prescriptions, which makes pediatrics an independent subject. Therefore, Qian Yi has been honored as the "Sage of Pediatrics" and the "Founder of Pediatrics" by later generations. Specializing in pediatrics, he was good at formulating and modifying medical formulas, among which the "Liuwei Dihuang Pills" has been widely used by physicians.

11. 仲 zhòng second

12. 系统 xì tǒng interconnected system

13. 独立 dú lì independence
14. 幼 yòu child
15. 专攻 zhuān gōng be especially good at
16. 尤 yóu especially
17. 改良 gǎi liáng; modify
18. 广泛 guǎng fàn widely

药物 的 配伍
Yàowù de pèiwǔ

Compatibility of Medicines

六味 地黄 丸 疗效 显著，这 与 其 严谨 的
Liù wèi dìhuáng wán liáoxiào xiǎnzhù, zhè yǔ qí yánjǐn de
组方 结构 密不可分。本 方 中，熟地黄 起着 最
zǔfāng jiégòu mìbùkěfēn. Běn fāng zhōng, shúdìhuáng qǐzhe zuì
重要 的 治疗 作用，为 君药；山药、山茱萸 起
zhòngyào de zhìliáo zuòyòng, wéi jūnyào; shānyao, shānzhūyú qǐ
协助 作用，可 增强 熟地黄 的 功效，为 臣药；
xiézhù zuòyòng, kě zēngqiáng shúdìhuáng de gōngxiào, wéi chényào;
牡丹皮、泽泻、茯苓，或 制约 熟地黄、山茱萸
mǔdānpí, zéxiè, fúlíng, huò zhìyuē shúdìhuáng, shānzhūyú
的 偏性，或 配合 君药、臣药 加强 治疗 作用，为
de piānxìng, huò pèihé jūnyào, chényào jiāqiáng zhìliáo zuòyòng, wéi
佐药。使药 一般 有 调和 诸药 的 功能。六味 地黄
zuǒyào. Shǐyào yìbān yǒu tiáohé zhūyào de gōngnéng. Liù wèi dìhuáng
丸 药味 精简，没有 用到 使药，但 这 并不 影响
wán yàowèi jīngjiǎn, méiyǒu yòngdào shǐyào, dàn zhè bìngbù yǐngxiǎng
它 成为 中医 里 的 经典 药方。
tā chéngwéi zhōngyī lǐ de jīngdiǎn yàofāng.

The "Liuwei Dihuang Pills" has remarkable curative effect, because it has precise structure. In the formula, Prepared Rehmannia Root (Shudihuang, *Rehmanniae Radix Praeparata*) plays the most important therapeutic role, known as the chief medicine; Common Yam Rhizome (Shanyao, *Dioscoreae Rhizoma*) and Asiatic Cornelian Cherry Fruit (Shanzhuyu, *Corni Fructus*) play a supporting role to enhance the action of Prepared Rehmannia Root, so they are deputy medicines; Tree Peony Bark (Mudanpi, *Moutan Cortex*), Oriental Waterplantain Rhizome (Zexie, *Alismatis Rhizoma*) and Indian Bread (Fuling, *Poria*) restrict the side effect of Prepared Rehmannia Root and Asiatic Cornelian Cherry Fruit, and strengthen the effect through supporting the chief medicine and deputy medicines, so they are assistant medicines. The guide medicine generally has the action of reconciling other medicines. The Liuwei Dihuang Pills consists of a few herbal ingredients and doesn't have the guide medicine, but this does not affect it becoming a classic formula in traditional Chinese medicine.

19. 配伍 pèi wǔ concerted application; compatibility

20. 严谨 yán jǐn precise
21. 结构 jié gòu structure
22. 密 mì intimate; secret; close
23. 君 jūn sovereign; chief
24. 山茱萸 shān zhū yú Asiatic Cornelian Cherry Fruit
25. 协 xié assist; help; give assistance; provide help
26. 牡丹皮 mǔ dān pí Tree Peony Bark
27. 泽泻 zé xiè Oriental Waterplantain Rhizome
28. 茯苓 fú líng Indian Bread
29. 偏 piān slanting; leaning
30. 佐 zuǒ assistant
31. 诸 zhū all; various

君药 Chief Medicine
Jūnyào

Yàofāng zhōng qǐ zhǔyào zhìliáo zuòyòng de yàowù.
药方 中 起 主要 治疗 作用 的 药物。

It plays the main role in the formula.

臣药 Deputy Medicine
Chényào

Fǔzhù jūnyào, jiāqiáng zhìliáo xiàoguǒ huò zhìliáo jiānbìng
辅助 君药，加强 治疗 效果 或 治疗 兼病
jiānzhèng de yàowù.
兼症 的 药物。

It assists the chief medicine to enhance the therapeutic effect or treat concurrent problems.

32. 辅 fǔ assist; complement; supplement

33. 兼 jiān concurrent

佐药 Assistant Medicine
Zuǒyào

Pèihé jūnyào hé chényào, huòzhě zhìyuē jūnyào、 chényào
配合 君药 和 臣药，或者 制约 君药、臣药
piānxìng de yàowù.
偏性 的 药物。

It supports the chief and deputy medicines or restricts the side effect of them.

使药 Guide Medicine
Shǐyào

Tiáohé yàofāng zhōng gè zhǒng yàowù, huòzhě yǐndǎo qítā
调和 药方 中 各 种 药物，或者 引导 其他
yàowù dàodá tèdìng bùwèi de yàowù.
药物 到达 特定 部位 的 药物。

It reconciles other medicines in a formula or guides the effect of other medicines to reach the diseased site.

34. 引导 yǐn dǎo guide

中医药小知识 TCM Tips

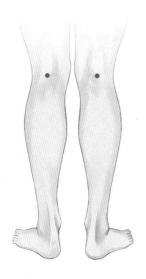

Wěizhōng xué
委中穴

Wèizhì: tuǐ bù, guó héngwén[1] zhōngdiǎn chù.
位置：腿部，腘横纹① 中点处。
Gōngxiào: huǎnjiě yāo bèi téngtòng, xī guānjié téngtòng.
功效：缓解腰背疼痛、膝关节疼痛。
Chángyòng cāozuò fāngfǎ: diǎn、 àn、 róu、 jiǔ、
常用 操作方法：点、按、揉、灸。

Wěizhōng (BL40)

Location: On the legs, at the midpoint of the popliteal crease[1]

Efficacy: Relieving back pain and knee joint pain

Commonly-used operation methods: Finger-pressing, pressing, kneading, moxibustion

35. 委中 wěi zhōng an acupoint
36. 腘 guó popliteal
37. 横 héng horizontal
38. 纹 wén line
39. 膝 xī knee

---

①腘横纹：腿后曲时，在腘窝皮肤上形成的横向纹路。

[1]Popliteal crease: Horizontal lines formed on the skin of the popliteal fossa when the legs are turning back.

饮食与健康 Diet and Health

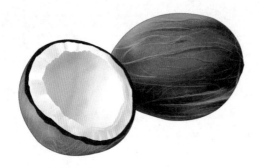

【椰子】 Yēzi

Yǒu bǔpí yìshèn de zuòyòng, kě huǎnjiě píxū shuǐzhǒng、
有 补脾 益肾 的 作用，可 缓解 脾虚 水肿、
yāo xī suān ruǎn děng.
腰 膝 酸 软 等。

【Coconut】(Yezi, *Semen Coci Nuciferae*)

It has the effect of invigorating the spleen and kidney. It works to relieve edema due to deficiency in the spleen, aching pain and weakness of the lower back and knees.

40. 椰子 yē zi coconut

41. 虚 xū deficient
※42. 脾虚水肿 pí xū shuǐ zhǒng edema due to deficiency in the spleen
43. 酸 suān aching
44. 软 ruǎn weakness
※45. 腰膝酸软 yāo xī suān ruǎn aching pain and weakness of lower back and knees

张子和治病献三笑

A Patient Cured with Three Laughs
Designed by Zhang Zihe

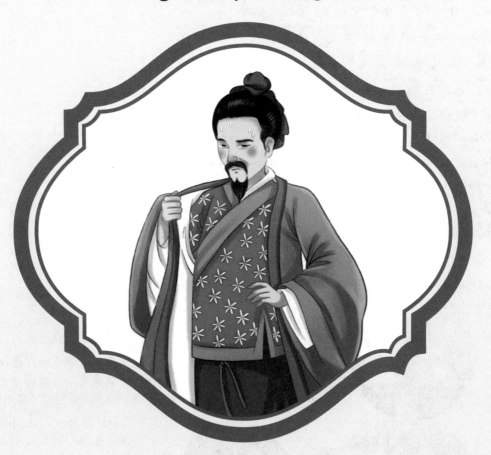

听中国故事 A Chinese Story

Zhāng zǐhé zhìbìng xiàn sān xiào
张 子和 治病 献 三 笑

—— A Patient Cured with Three Laughs Designed by Zhang Zihe

Yǒu yì tiān, zhōngguó jīndài (gōngyuán 1115~1234) de
有 一 天, 中国 金代 （公元 1115~1234） 的
zhāng zǐhé (yuē gōngyuán 1156~1228) yīshēng bèi qǐngqù gěi yí
张 子和 （约 公元 1156~1228） 医生 被 请去 给 一
wèi shīqù háizi de mǔqīn kànbìng. Tā láidào bìngrén jiālǐ,
位 失去 孩子 的 母亲 看病。他 来到 病人 家里,
wènmíngle bìngqíng. Zài zhěnmài shí, tā tūrán hàixiū de zhànqǐ shēn
问明了 病情。在 诊脉 时, 他 突然 害羞 地 站起 身
lái shuō, zìjǐ wàngle qīzi jiāodài de shìqíng, xūyào mǎshàng qù
来 说, 自己 忘了 妻子 交代 的 事情, 需要 马上 去
bàn, bùrán qīzi jiù huì hěn shēngqì. Shuō wán, zhāng zǐhé chūmén
办, 不然 妻子 就 会 很 生气。说 完, 张 子和 出门
jiù pǎo. Bìngrén kànzhe pǎoyuǎn de zhāng zǐhé, xiàozhe shuō, zhè
就 跑。病人 看着 跑远 的 张 子和, 笑着 说, 这
shì wèi pà qīzi de yīshēng.
是 位 怕 妻子 的 医生。

One day, Zhang Zihe (c.1156-1228), a physician of the Jin Dynasty (1115-1234) was invited to treat a woman whose child just passed away. He came to the patient's house and asked about the condition. When he checked her pulse, he suddenly stood up and said shyly that he forgot to do a chore for his wife. At the moment he had to go home immediately to satisfy his wife. Then, he went out of the house and ran away hurriedly. The patient looked at Zhang and laughed, saying, "He is henpecked".

1. 献 xiàn offer; present

2. 羞 xiū shy

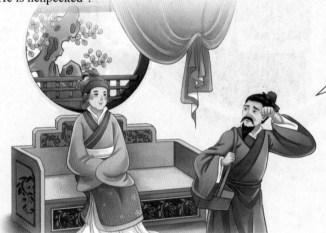

哎呀, 大事不妙! 老伴儿让我买肉, 我给忘了。我得马上去买, 不然, 老伴儿会唠叨不停的。

Alas! Things look bleak. My wife asked me to buy some meat, but I forgot it. I have to buy it right away, or she will nag me.

Dì'èr tiān, zhāng zǐhé yòu lái gěi bìngrén kànbìng. Yí
第二天，张子和又来给病人看病。一
jìn wū jiù kāishǐ zhǎo yào, yàoxiāngli dōu shì wǔyánliùsè de
进屋就开始找药，药箱里都是五颜六色的
yàofěn, dàn dōu bú shì tā xūyào de. Jí de zhāng zǐhé
药粉，但都不是他需要的。急得张子和
mǎntóudàhàn, yí bù xiǎoxīn hái mǒle gè dà huāliǎn. Tā mǎshàng
满头大汗，一不小心还抹了个大花脸。他马上
xiàng bìngrén dàoqiàn: "Qǐng fūren yuánliàng, yào wàngzài jiāzhōng,
向病人道歉："请夫人原谅，药忘在家中，
míngtiān yídìng dài lái!" Bìngrén yí kàn tā nàge huāliǎn de
明天一定带来！"病人一看他那个花脸的
yàngzi, rěnbuzhù xiào chū shēng lái.
样子，忍不住笑出声来。

3. 抹　mǒ　apply; smear; plaster;
   put on
4. 歉　qiàn　apology
5. 谅　liàng　forgive
6. 忍　rěn　hold back

On the next day, Zhang went to see the patient again. As soon as he entered the house, he started looking for medicines in his medicine box. The medicine box was full of varicolored medicine powder, but none of it was what he needed. His face streamed with sweat. He felt into great disorder and he accidently smeared the varicolored powder on his face. He immediately apologized to the patient, "Sorry, I've left the medicine at home, and I will bring it tomorrow!" The patient couldn't help laughing when she saw his dirty face.

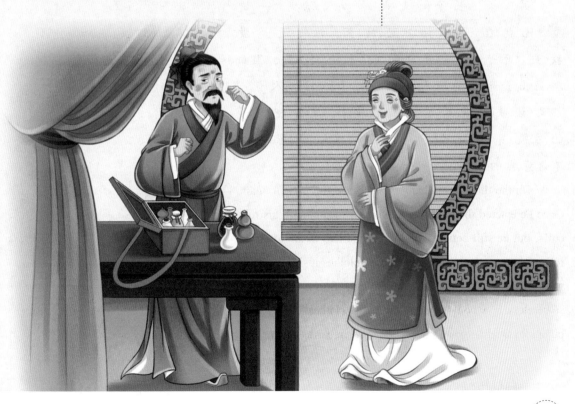

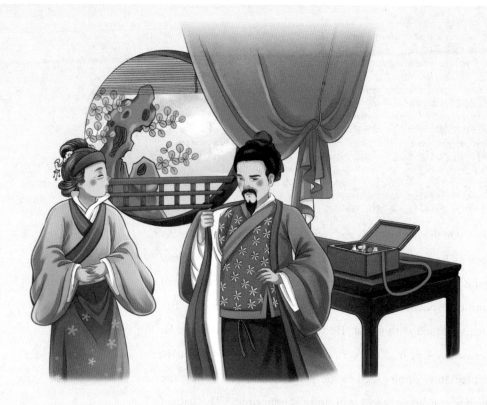

Dìsān tiān, zhāng zǐhé yòu lái gěi bìngrén zhìbìng. Yī jìn
第三天，张子和又来给病人治病。一进
wū, tā jiù zài chángpáo xiùkǒu lǐ zhǎo yào, jiéguǒ hái shì méi
屋，他就在长袍袖口里找药，结果还是没
zhǎo dào. Yúshì, tā jiěkāi wàimiàn de chángpáo zhǎo yào, lǐmiàn
找到。于是，他解开外面的长袍找药，里面
què lùchūle xiānyàn de nǚrén yīshān. zhāng zǐhé duì bìngrén shuō:
却露出了鲜艳的女人衣衫。张子和对病人说：
"Yòu ràng fūrén jiànxiào le! Wǒ zhēn hútu, zěnme bǎ qīzi
"又让夫人见笑了！我真糊涂，怎么把妻子
de yīfu chuān zài zìjǐ shēn shàng le!" Bìngrén jiàn zhāng zǐhé
的衣服穿在自己身上了！"病人见张子和
bùhǎoyìsi de yàngzi, hāhā dà xiàoqǐlái.
不好意思的样子，哈哈大笑起来。

On the third day, Zhang went to see the patient again.
Once he entered the room, he looked for medicine in his robe
cuffs, but he still couldn't find it. So, he had to unbutton the
robe to look for it, but bright women's clothes inside his robes
were exposed. Zhang said to the patient, "Sorry, madam! I'm
so careless, how could I put on my wife's clothes!" The patient
burst into laughter when she saw Zhang's embarrassment.

7. 袍 páo robe; gown
8. 袖 xiù sleeve
9. 露 lù expose; reveal
10. 鲜艳 xiān yàn bright
11. 糊涂 hú tu confused;
    careless

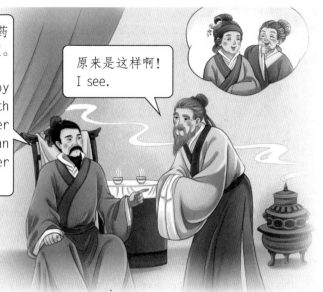

您夫人的病是因为悲伤导致的，用药很难有效。我三次前去，都有意逗她发笑。因为笑能驱散忧伤，病自然就好了。

Your wife's illness was caused by grief, and it is difficult to cure with medicine only. I tried to make her laugh on purpose, because laughter can dispel sadness, and she will recover naturally.

原来是这样啊！
I see.

Zhāng zǐhé zǒu hòu, bìngrén duì zhàngfu shuōle zhāng zǐhé
张 子 和 走 后，病 人 对 丈 夫 说 了 张 子 和
sān cì kànbìng de guòchéng, shuō wán yòu kāishǐ dà xiào. Cóng cǐ
三 次 看 病 的 过 程，说 完，又 开 始 大 笑。从 此
zhīhòu, bìngrén jīngcháng gěi biérén jiǎngqǐ zhāng zǐhé gěi tā zhìbìng
之 后，病 人 经 常 给 别 人 讲 起 张 子 和 给 她 治 病
de guòchéng, érqiě biān jiǎng biān xiào. Búdào liǎng zhōu shíjiān,
的 过 程，而 且 边 讲 边 笑。不 到 两 周 时 间，
bìngrén de bìng jìng zài xiàoshēng zhōng jiànjiànde hǎo le. Bìngrén de
病 人 的 病 竟 在 笑 声 中 渐 渐 地 好 了。病 人 的
zhàngfu shēn gǎn qímiào, wèishénme méi chī yào bìng jiù hǎo le,
丈 夫 深 感 奇 妙，为 什 么 没 吃 药 病 就 好 了，
yúshì qù zhǎo zhāng zǐhé qǐngjiào. Zhāng zǐhé gàosu tā, sān cì
于 是 去 找 张 子 和 请 教。张 子 和 告 诉 他，三 次
zhěnbìng dōu shì jīngxīn ānpái hǎo de, wèide shì ràng fūrén kāixīn
诊 病 都 是 精 心 安 排 好 的，为 的 是 让 夫 人 开 心
yíxiào, wàngjì shīqù háizi de tòngkǔ. Cóngcǐ, zhāng zǐhé
一 笑，忘 记 失 去 孩 子 的 痛 苦。从 此，张 子 和
zhìbìng xiàn sān xiào de gùshi bèi chuánwèi jiāhuà.
治 病 献 三 笑 的 故 事 被 传 为 佳 话。

12. 竟 jìng unexpectedly; to one's surprise
13. 渐渐 jiàn jiàn gradually
14. 妙 miào marvellous

After Zhang left, the patient told her husband about his three visits and couldn't help laughing again and again. Since then, each time she mentioned Zhang's treatment, she couldn't control herself and burst into laughter. Within two weeks, her illness was gradually cured through laughter. Her husband was surprised that his wife recovered without taking any medicine. So, he went to Zhang for an explanation. Zhang told him that the three treatments were carefully arranged to make his wife laugh and forget the pain of losing her child. Since then, this story became a wide-spread tale.

Yōuxiù de yīshēng, bùjǐn yǒu gāochāo de yīshù, gèng yǒu
优秀 的 医生，不仅 有 高超 的 医术，更 有
gāoshàng de pǐndé. Quánxīnquányì zhìbìng jiùrén, bù jìjiào gèrén
高尚 的 品德。全心全意 治病 救人，不 计较 个人
dé shī, shènzhì bù gùjí zìjǐ de yánmiàn, tōngguò bànyǎn xiǎochǒu
得失，甚至 不 顾及 自己 的 颜面，通过 扮演 小丑
lái qǔyuè bìngrén, dádào zhìyù jíbìng de mùdì, tǐxiànle
来 取悦 病人，达到 治愈 疾病 的 目的，体现了
yīzhě rénxīn.
医者 仁心。

Excellent doctors not only have superb medical skills but
also noble virtue. Zhang Zihe cured patients wholeheartedly.
He did not care personal gains and losses, and had no concern
for face. Sometimes they would like to act as a clown to please
the patients in order to solve their problems. It really reflects
doctors' benevolence.

15. 秀 xiù excellent
16. 甚至 shèn zhì even
17. 扮 bàn play the part of
18. 丑 chǒu clown
19. 悦 yuè pleased
20. 治愈 zhì yù cure
21. 仁 rén benevolence; kind-heartedness

知识延伸 Extended Knowledge

Zhāng zǐhé (yuē gōngyuán 1156~1228), míng cóngzhèng,
张 子和（约 公元 1156~1228），名 从正，
zhōngguó jīndài (gōngyuán 1115 ~ 1234) zhùmíng yīxuéjiā,
中国 金代（公元 1115 ~ 1234）著名 医学家，
"jīnyuán sì dàjiā" zhī yī suīzhōu kǎochéng (jīn hénán
"金元 四大家" 之 一，睢州 考城（今 河南
mínquán xīnán yídài) rén. Zhù yǒu 《rúmén shì qīn》 yì
民权 西南 一带）人。著 有《儒门 事 亲》一
shū, zhāng zǐhé shàncháng yùnyòng xīnlǐ liáofǎ zhìliáo gè zhǒng
书，张 子和 擅长 运用 心理 疗法 治疗 各 种
yóu xīnlǐ yīnsù yǐnqǐ de jíbìng.
由 心理 因素 引起 的 疾病。

Zhang Zihe (c.1156-1228), also known as Zhang
Congzheng, was a well-known medical scientist of the Jin
Dynasty (1115-1234). As a member of the "four medical
schools of the Jin and Yuan dynasties", he was from
Kaocheng, Suizhou (now southwest Minquan, Henan
Province). He was the author of the book *Confucians'
Duties to Parents* (*Rumenshiqin*, 儒门事亲). Besides, he
was skilled at psychotherapy to treat disorders due to
psychological factors.

22. 睢州 suī zhōu Suizhou, place name
23. 民权 mín quán Minquan, place name
24. 儒 rú Confucianism
25. 擅长 shàn cháng be skilled at
26. 因素 yīn sù factor

情志 与 健康
Qíngzhì yǔ jiànkāng

—— Emotions and Health

Rén de qíngxù fǎnyìng, zhōngyī chēngwéi "qíngzhì". Zhōngyī
人 的 情绪 反应，中医 称为 "情志"。 中医
rènwéi yí gè rén yǒushí gāoxìng, yǒushí fānù, yǒushí yōuchóu,
认为 一 个 人 有时 高兴，有时 发怒，有时 忧愁，
yǒushí bēishāng, hǎoxiàng zìránjiè de qìhòu biànhuà yíyàng, zhè shì
有时 悲伤，好像 自然界 的 气候 变化 一样，这 是
zhèngcháng de xiànxiàng. Dànshì zhōngyī tóngshí yě rènwéi, qíngxù
正常 的 现象。 但是 中医 同时 也 认为，情绪
kòngzhì búdāng huì shānghài zàng fǔ jiànkāng.
控制 不当 会 伤害 脏 腑 健康。

The emotional responses of people in the traditional Chinese medicine are called "*qing zhi* (emotions)". TCM believes a person would usually experience happiness, anger, grief or sorrow, which are the normal emotional responses, similar to weather changes. However, TCM also believes that overexcitement does harm to the body.

27. 情绪 qíng xù mood; morale
28. 怒 nù anger
29. 忧愁 yōu chóu depressed; grief
30. 悲 bēi sad; sorrow
31. 脏腑 zàng fǔ organ

nù
怒 Rage

Guòdù de fènnù huì ràng gān de gōngnéng shīcháng, cóngér
过度 的 愤怒 会 让 肝 的 功能 失常，从而
dǎozhì tóutòng、 xuànyùn、 shènzhì tùxiě、 hūndǎo děng.
导致 头痛、 眩晕，甚至 吐血、 昏倒 等。

Rage causes liver dysfunction, resulting in headache, dizziness, even vomiting blood and fainting.

32. 愤怒 fèn nù anger
33. 致 zhì result in
34. 眩晕 xuàn yūn dizziness
35. 吐 tù vomit
36. 昏 hūn faint

xǐ
喜 Overjoy

Guòdù de gāoxìng huì yǐngxiǎng xīn de gōngnéng, cóngér dǎozhì
过度 的 高兴 会 影响 心 的 功能，从而 导致
xīnjì、 shīmián， shènzhì jīngshén shīcháng děng.
心悸、失眠，甚至 精神 失常 等。

Overjoy affects the heart function, leading to palpitations, insomnia and even mental disorders.

37. 心悸 xīn jì palpitation

sī 思 Worry beyond Measure

Guòdù de sīlǜ huì yǐngxiǎng pí de gōngnéng, cóngér dǎozhì
过度的思虑会影响脾的功能，从而导致
bù sī yǐnshí、 xiāohuà bùliáng děng.
不思饮食、消化不良等。

Worry beyond measure affects the spleen function, leading to loss of appetite and indigestion.

38. 虑 lǜ consider; ponder

bēi 悲 Extreme Grief

Guòdù de bēiyōu huì yǐngxiǎng fèi de gōngnéng, cóngér dǎozhì
过度的悲忧会影响肺的功能，从而导致
gǎnmào、 késou、 shènzhì pífū jíbìng děng.
感冒、咳嗽，甚至皮肤疾病等。

Extreme grief affects the lung function, resulting in common cold, cough and even dermal diseases.

39. 忧 yōu grief
40. 肺 fèi lung

kǒng 恐 Excessive Fear

Guòdù de jīngkǒng huì yǐngxiǎng shèn de gōngnéng, cóngér dǎozhì
过度的惊恐会影响肾的功能，从而导致
xiǎobiàn shījìn děng.
小便失禁等。

Excessive fear affects the kidney function, leading to urinary incontinence and so on.

41. 惊 jīng alarmed and panicky
42. 禁 jìn continence; inhibit

Yīncǐ, bǎochí qíngxù wěndìng shì bǎozhèng shēntǐ jiànkāng de
因此，保持情绪稳定是保证身体健康的
zhòngyào yīnsù, yě shì zhōngyī yǎngshēng de zhòngyào fāngfǎ.
重要因素，也是中医养生的重要方法。

Therefore, emotional stability is important to ensure good physical health. It is also an important method of TCM to preserve one's health.

中医药小知识 TCM Tips

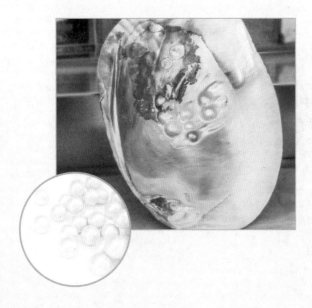

43. 珍珠　zhēn zhū　Pearl

Zhēnzhū
珍珠

Rùyào bùwèi: quán tǐ.
入药 部位：全体。
Gōngxiào: ānshén, míngmù.
功效：安神，明目。

Pearl (Zhenzhu, *Margarita*)

Part used as medicine: All

Action: Calming the mind and improving eyesight

饮食与健康 Diet and Health

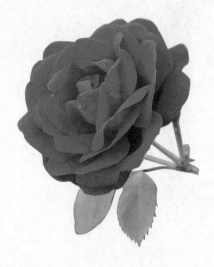

Méiguihuā

【玫瑰花】

Yǒu jiěyù、 tiáojīng de zuòyòng, yǒuzhùyú shuìmián zhìliàng bù

有 解郁、调经 的 作用，有助于 睡眠 质量 不

jiā、 yuèjīng bù tiáo děng de tiáolǐ.

佳、月经 不 调 等 的 调理。

44. 玫瑰 méi gui Rose

45. 郁 yù stagnation

【Rose Flower】

(Meiguihua, *Rosae Rugosae Flos*)

It has the effect of resolving stagnation and regulating

menstruation. It works to tranquilize the mind and improve

sleep. It can also treat menstral disorders.

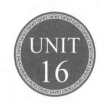

李时珍亲尝曼陀罗

Datura Flower Tasted by Li Shizhen

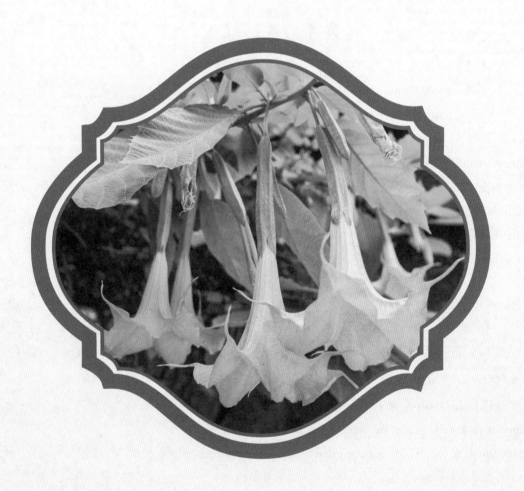

听中国故事 A Chinese Story

Lǐ shízhēn qīn cháng màntuóluó

李 时 珍 亲 尝 曼陀罗

—— Datura Flower (Mantuoluo, *Daturae Flos*)
Tasted by Li Shizhen

Lǐ shízhēn (gōngyuán 1518 ~ 1593) shì zhōngguó míngdài (gōng
李 时 珍（公元 1518 ~ 1593）是 中国 明代（公
yuán 1368 ~ 1644) zhùmíng de yīyàoxuéjiā, tā jīngcháng dào
元 1368 ~ 1644）著名 的 医药学家，他 经常 到
gè dì gěi bǎixìng kànbìng. Zài yòngyào de guòchéng zhōng, tā fāxiàn
各 地 给 百姓 看病。在 用药 的 过程 中，他 发现
yǐqián de yàoshū bùjǐn nèiróng shǎo, érqiě yǒude yàoshū zhōng
以前 的 药书 不仅 内容 少，而且 有的 药书 中
bùfen jìzǎi chūxiànle cuòwù. Yìxiǎngdào zhè xiē cuòwù kěnéng huì
部分 记载 出现了 错误。一想到 这 些 错误 可能 会
shānghài bìngrén de jiànkāng hé shēngmìng, lǐ shízhēn jiù xiàdìng juéxīn
伤害 病人 的 健康 和 生命，李 时 珍 就 下定 决心
chóngxīn biānxiě yí bù yàoshū, gōng yīshēngmen cānkǎo shǐyòng.
重新 编写 一 部 药书，供 医生们 参考 使用。

Li Shizhen (1518-1593) was a well-known medical scientist of the Ming Dynasty (1368-1644). He often traveled far and wide to treat patients. During practice of medicine, he found that the previous pharmacopoeia was not only insubstantial in content, but also had errors. Thinking that these mistakes might harm the health of people, he was determined to write a new pharmacopoeia.

Lǐ shízhēn wèile xiěhǎo zhè bù shū, jīhū zǒubiànle
李 时 珍 为了 写好 这 部 书，几乎 走遍了
zhōngguó gè dì shèngchǎn yàocái de míngshān, hái jīngcháng màozhe
中国 各 地 盛产 药材 的 名山，还 经常 冒着
shēngmìng wēixiǎn, qīnzì shìyào.
生命 危险，亲自 试药。

In order to write this book well, he visited almost all famous mountains that were teeming with herbal medicines throughout the country. Besides, he often took risks by testing a herb's action on himself.

1. 珍 zhēn treasure; valuable
※2. 李时珍 lǐ shí zhēn physician's name
3. 曼陀罗 màn tuó luó Dutura Flower
4. 供 gōng provide; supply
5. 盛 shèng abundant; plentiful

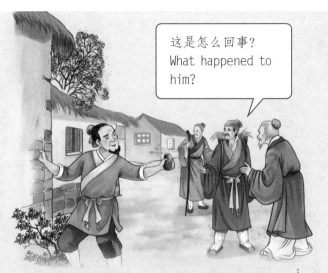

这是怎么回事?
What happened to him?

Yǒu yí cì, Lǐ shízhēn jīngguò yí gè shāncūn, yuǎnyuǎn kàndào
有一次，李时珍经过一个山村，远远看到
yí gè rén yáoyáohuànghuàng, shǒu zú luàn wǔ, xiàngshì hēzuì le.
一个人摇摇晃晃，手足乱舞，像是喝醉了。
Zǒujìn yíkàn, zhèrén shénzhìbùqīng, kànzhe bìngbúxiàng pǔtōng hēzuì
走近一看，这人神志不清，看着并不像普通喝醉
de yàngzi. Tā wèn cūnmín shì shénme yuányīn, cūnmín gàosu tā,
的样子。他问村民是什么原因，村民告诉他，
zhè gè rén shì hējiǔ le, dànshì hē de shì yòng shānqiézi pào
这个人是喝酒了，但是喝的是用山茄子泡
de jiǔ, shānqiézi shì yì zhǒng cǎoyào. Lǐ shízhēn jìxià yàomíng
的酒，山茄子是一种草药。李时珍记下药名
hòu, mǎshàng fān yàoshū chákàn. Suīrán tā zhǎodàole yǒuguān zhè
后，马上翻药书查看。虽然他找到了有关这
zhǒng cǎoyào de jìzǎi, kěshì shū shàng xiěde hěn jiǎndān, zhǐ
种草药的记载，可是书上写得很简单，只
shuōle tā de běnmíng jiào "màntuóluó". Lǐ shízhēn juédìng yào
说了它的本名叫"曼陀罗"。李时珍决定要
zhǎodào "màntuóluó" zuò jìnyíbù yánjiū.
找到"曼陀罗"做进一步研究。

6. 摇 yáo shake; wave; rock; turn
7. 晃 huàng shake; sway
8. 茄 qié eggplant; aubergine

One day, when Li Shizhen was passing a mountain village, he saw someone swaying and dancing around, as if he were drunk. Upon approaching, he found that the man didn't seem to be drunk, and thought perhaps he was delirious. He asked the villagers what happened to him. The villagers told Li that the man drank wine made from mountain eggplants. Li wrote down the name, and immediately looked through his medicine reference. He found records of the herb, but there was no detailed description. The records only mentioned its original name "datura flower". Li made up his mind to conduct further research.

Zài cūnmín de bāngzhù xià, lǐ shízhēn zhǎodàole
在 村民 的 帮助 下，李 时珍 找到了
màntuóluó. Tā ànzhào cūnmín shuō de bànfǎ, jiāng màntuóluó pàodào
曼陀罗。他 按照 村民 说的 办法，将 曼陀罗 泡到
jiǔ lǐ, xiǎng qīnzì shìshi hēle màntuóluó jiǔ huì zěnyàng.
酒里，想 亲自 试试 喝了 曼陀罗 酒 会 怎样。
Jǐ tiān hòu, tā shìzhe hēxiàle yìxiē màntuóluó jiǔ, jiéguǒ
几 天 后，他 试着 喝下了 一些 曼陀罗 酒，结果
shǒu jiǎo jiù bú shòu kòngzhì de wǔdòng qǐlai, hěn kuài yūndǎo zài
手脚 就 不受 控制 地 舞动 起来，很 快 晕倒 在
dì. Zhèshí, yǒu rén qǔlái yǐjīng zhǔnbèihǎo de jiěyào, gěi
地。这时，有 人 取来 已经 准备好 的 解药，给
lǐ shízhēn hēxià, tā cái mànmànde qīngxǐng guòlai.
李 时珍 喝下，他 才 慢慢地 清醒 过来。

9. 晕 yūn dizzy; giddy

With the help of the villagers, Li found datura flower. He soaked it in wine according to the method the villagers told him. He wanted to try the wine himself. A few days later, he drank some of the wine. His hands and feet started to move uncontrollably, and he quickly fainted and fell to the ground. At the moment, someone brought him the prepared antidote, and he slowly came to himself after drinking it.

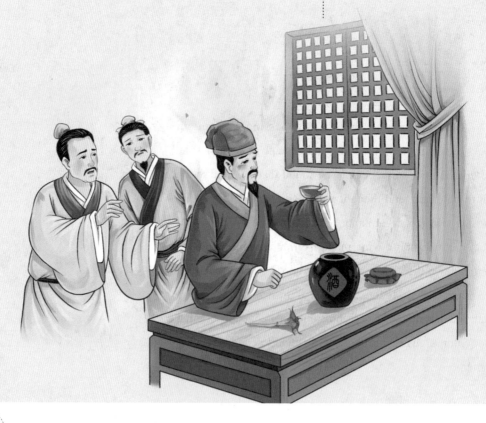

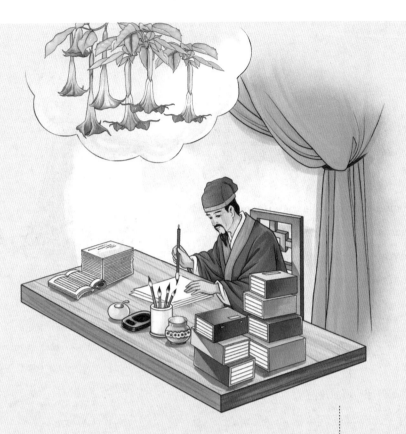

Lǐ shízhēn xǐnglái hòu, fēnxīle màntuóluó de yàoxìng, jiāng
李 时珍 醒来 后，分析了 曼陀罗 的 药性，将
yàoxìng hé qīnshēn shìyàn de gǎnjué jìzǎi xiàlai. Cūnmín juéde lǐ
药性 和 亲身 试验 的 感觉 记载 下来。村民 觉得 李
shízhēn zhèyàng qīnzì shìyào tài màoxiǎn le, dànshì, tā què xiàozhe
时珍 这样 亲自 试药 太 冒险 了，但是，他 却 笑着
shuō: "Wǒ bù qīnzì shìshi, zěnme liǎojiě tā de yàoxìng hé
说："我 不 亲自 试试，怎么 了解 它 的 药性 和
gōngxiào, yòu rúhé zhǐdǎo biérén qù shǐyòng tā ne?"
功效，又 如何 指导 别人 去 使用 它 呢？"

After sobering up, Li analyzed the datura flower and
recorded its medicinal properties and his personal feelings.
The villagers thought it was too risky for him to test the
medicine in person, but he smiled and said, "How can I
understand its medicinal properties and action if I don't try
it by myself? And how can I guide others to use it?"

Lǐ shízhēn búdàn yǒu chāocháng de zhìhuì, hái jùyǒu bú wèi
李 时珍 不但 有 超常 的 智慧，还 具有 不畏
jiānxiǎn、 gǎnyú xīshēng de yǒngqì. Zhèngshì píngjiè zhè zhǒng pǐnzhì,
艰险、敢于 牺牲 的 勇气。正是 凭借 这 种 品质，
lǐ shízhēn huāfèile 27 nián de shíjiān, jīhū zǒubiàn zhōngguó,
李 时珍 花费了 27 年 的 时间，几乎 走遍 中国，
lìjìn jiānxīn, zuìzhōng biānzhùle 《běncǎo gāngmù》.
历尽 艰辛，最终 编著了《本草 纲目》。

Li Shizhen not only had extraordinary wisdom, but also the courage to defy hardship and danger. With these noble characters, he spent 27 years traveling all over China, and after all these hardships he finally compiled the *Compendium of Materia Medica* (*Bencaogangmu*, 本草纲目).

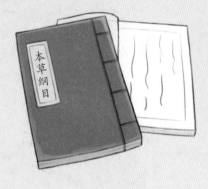

Zài zhōngguó gǔdài, méiyǒu shíyànshì, hěn duō yīshēng zhǐnéng
在 中国 古代，没有 实验室，很 多 医生 只能
qīnzì chángshì xīnyào, nánmiǎn huì yùshàng yǒudú de yàocái, suǒyǐ
亲自 尝试 新药，难免 会 遇上 有毒 的 药材，所以
měi cì shìyào dōu shì duì yīshēng yǒngqì hé yīshù de kǎoyàn. Jǐ
每 次 试药 都 是 对 医生 勇气 和 医术 的 考验。几
qiān nián lái, zài zhèzhǒng kùnnán de tiáojiàn xià, zhōngyīrén zǒngjié
千 年 来，在 这种 困难 的 条件 下，中医人 总结
chūle zhōngyī yīlǐ、 bìnglǐ、 yàolǐ, tuīdòngle zhōngyīyào de
出了 中医 医理、病理、药理，推动了 中医药 的
chuánchéng yǔ fāzhǎn, wèi hòurén liúxiàle bǎoguì de cáifù.
传承 与 发展，为 后人 留下了 宝贵 的 财富。

In ancient China, there were no laboratories, and many physicians could only try new medicines by themselves. It was inevitable that they would encounter poisonous medicinal materials. Therefore, every medicinal trial was a test of the physician's courage and medical skills. For thousands of years, TCM physicians have summed up medical theories, pathology and pharmacology under such difficult conditions. They have contributed to TCM's inheritance and development, while leaving a valuable wealth for future generations.

知识延伸 Extended Knowledge

药圣——李 时珍
—— Li Shizhen, a Medicine Sage

李 时珍（公元 1518~1593），字 东壁，蕲州（今 中国 湖北 蕲春）人，他 编著 的《本草 纲目》不仅 是 一部 药学 著作，而且 在 语言 文字、地理、植物、动物、矿物、冶金 等 方面 也 有 突出 贡献。自 十七 世纪 起，《本草 纲目》先 后 传到 亚洲 其他 国家 及 欧洲 国家，受到了 医生 和 科学家 的 高度 评价，对 世界 自然 科学 发展 也 有着 全世界 公认 的 卓越 贡献。除了《本草 纲目》，李 时珍 还 编写了《濒湖 脉学》。

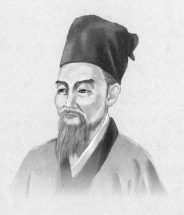

Li Shizhen (1518-1593), also known as Li Dongbi from Qizhou (now Qichun, Hubei Province), was the author of the *Compendium of Materia Medica*. This is not only a masterpiece of pharmaceuticals, but also contains other subjects such as language, geography, plants, animals, minerals, metallurgy and so on. Since the 17th century, the book has been introduced to other Asian countries and European countries, and well received by doctors and scientists. It has also made outstanding contributions to the development of natural sciences throughout the world. In addition to the *Compendium of Materia Medica*, Li also wrote the *Binhu Sphygmology* (*Binhumaixue*, 濒湖脉学).

20. 壁　bì　wall
21. 蕲州　qí zhōu　place name
22. 植　zhí　plant; grow
23. 矿　kuàng　mineral deposit
24. 冶　yě　smelt
25. 亚洲　yà zhōu　Asia
26. 欧洲　ōu zhōu　Europe
27. 卓　zhuó　eminent; outstanding
28. 濒　bīn　be close to

有毒的植物
Yǒudú de zhíwù

—— Poisonous Plants

Màntuóluó yòu míng shānqiézi, quánzhū yǒudú, tā de yè、huā、zhōngzi dōu kě rùyào, yǒu zhǐké píngchuǎn、mázuì zhèntòng děng gōngxiào. Jùshuō, huàtuó fāmíng de máfèisàn zhōng jiù yǒu màntuóluó.

曼陀罗又名山茄子，全株有毒，它的叶、花、种子都可入药，有止咳平喘、麻醉镇痛等功效。据说，华佗发明的麻沸散中就有曼陀罗。

Datura Flower, also known as mountain eggplant, is poisonous. Its leaves, flowers and seeds are used as medicine with the action of relieving cough, panting and pain. It is said that the Bubbling Drug Powder, an anesthetic developed by Hua Tuo contains the Datura Flowers.

29. 株 zhū trunk of a tree
30. 喘 chuǎn breathe heavily; gasp for breath; pant
31. 醉 zuì be drunk
32. 镇 zhèn daunt; calm; garrison town

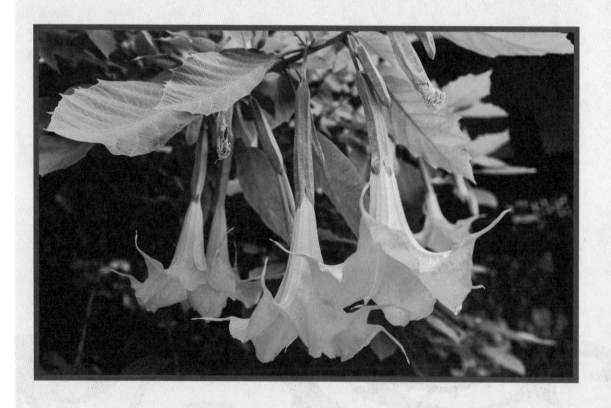

Chúle màntuóluó, hái yǒu hěn duō zhíwù yě shì yǒudú
除了 曼陀罗，还 有 很 多 植物 也 是 有毒
de, bǐrú jiāzhútáo, bìmá, yīngsù děng. Wǒmen yào xuéhuì
的，比如 夹竹桃、蓖麻、罂粟 等。我们 要 学会
rènshi zhè xiē zhíwù, bìmiǎn zhòngdú.
认识 这些 植物，避免 中毒。

Besides Datura Flower, there are many other poisonous plants, for example, Sweet-scented Oleander (Jiazhutao, *Nerium Indicum Mill.*), Castor Bean (Bima, *Ricini Semen*), Opium Poppy (Yingsu, *Semen Papaveris*) and so on. We must learn to recognize these plants and avoid being poisoned.

33. 夹竹桃 jiā zhú táo Sweet-scented Ooleander
34. 蓖麻 bì má Castor Bean
35. 罂粟 yīng sù Opium Poppy
36. 避 bì avoid; evade; shun

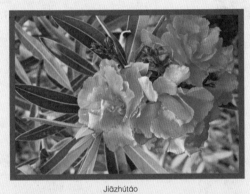

Jiāzhútáo
夹竹桃
Sweet-scented Oleander
(Jiazhutao, *Nerium Indicum Mill.*)

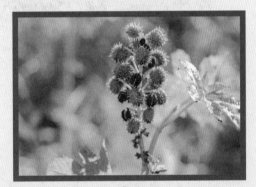

Bìmá
蓖麻
Castor Bean
(Bima, *Ricini Semen*)

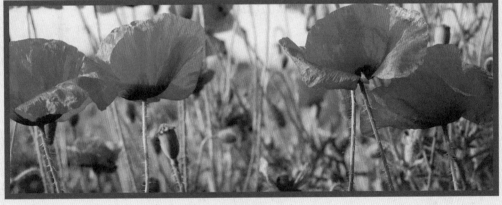

Yīngsù
罂粟
Opium Poppy (Yingsu, *Semen Papaveris*)

中医药小知识 TCM Tips

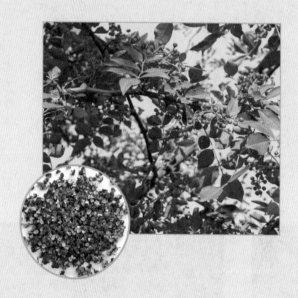

Huājiāo

花椒

Rùyào bùwèi: guǒpí.
入药 部位：果皮。
Gōngxiào: wēnzhōng zhǐtòng, shāchóng zhǐyǎng.
功效：温中 止痛，杀虫 止痒。

Pricklyash Peel
(Huajiao, *Zanthoxyli Pericarpium*)

Part used as medicine: Peel

Action: Warming the spleen and stomach, relieving pain, killing worms and checking itching

37. 杀 shā kill
38. 痒 yǎng itch
※39. 杀虫止痒 shā chóng zhǐ
    yǎng killing worms and
    checking itching

饮食与健康 Diet and Health

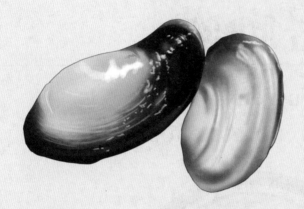

Bàngròu
【蚌肉】

Yǒu jiě jiǔdú、 qīng gānrè、 míngmù de gōngxiào, kěhuǎnjiě
有 解 酒毒、清 肝热、明 目 的 功效，可缓解
yǎnjīng hóngzhǒng、 shì wù bù míng děng.
眼睛 红肿 、视 物 不 明 等。

【Freshwater Mussel as Food 】
(Bangrou, *Carnis Anodonta Seu Crislaria*)

It has the effect of alleviating a hangover, clearing liver heat and improving eyesight. It works to relieve red and swollen eyes and dim vision.

青蒿素发现者屠呦呦

Tu Youyou, Discoverer of Artemisinin

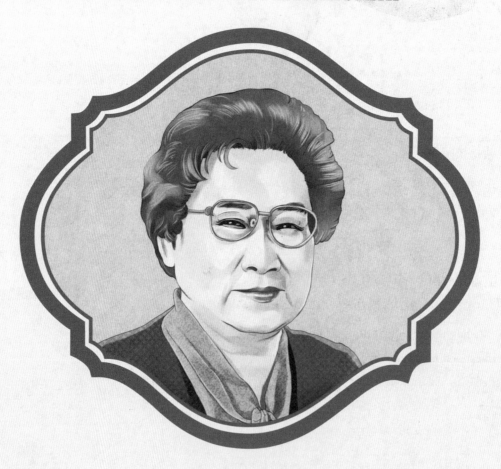

听中国故事 A Chinese Story

Tú   yōuyōu   yǔ   qīnghāosù
屠 呦呦 与 青蒿素
—— Tu Youyou and Artemisinin

Yì tiān,   qī gè dà shuǐgāng bèi tú yōuyōu hé tóngshìmen
一天，七个大水缸被屠呦呦和同事们
lājìnle zhōngguó zhōngyī kēxuéyuàn de shíyànshì lǐ. Yīnwèi
拉进了中国中医科学院的实验室里。因为
shíyànshì tiáojiàn yǒuxiàn, zhèxiē dàgāng shì zhuānmén mǎilái jìnpào
实验室条件有限，这些大缸是专门买来浸泡
qīnghāo, yònglái zuòshíyàn de. Zài zhèyàng jiānkǔ de tiáojiàn xià,
青蒿，用来做实验的。在这样艰苦的条件下，
tú yōuyōu hé tuánduì de huǒbànmen cóng jìnpào zài dàgāng lǐ de
屠呦呦和团队的伙伴们从浸泡在大缸里的
qīnghāo zhōng, yánjiūchūle zhìliáo nüèji de jiùmìng yào.
青蒿中，研究出了治疗疟疾的救命药。

One day, seven large water vats were brought to the laboratory of the China Academy of Chinese Medical Sciences by Tu Youyou and her colleagues. Because of the limited conditions, these large vats were specifically purchased for soaking sweet wormwood herb for experiments. Under such difficult conditions, Tu Youyou with her teammates developed a life-saving medicine against malaria.

1. 屠呦呦 tú yōu yōu   the name of a scientist

2. 缸 gāng vat

3. 浸泡 jìn pào soak
4. 蒿 hāo wormwood; artemisia
5. 艰苦 jiān kǔ difficult
6. 伙伴 huǒ bàn partner
7. 伴 bàn companion; partner
8. 疟疾 nüè ji malaria; ague

Èrshí shìjì liùshí niándài mò, zhōngguó zhèngfǔ
二十世纪六十年代末，中国政府
zǔzhī yánjiū kāifā kàngnüè yàowù。Zài zhōngguó zhōngyī
组织研究开发抗疟药物。在中国中医
kēxuéyuàn zhōngyào yánjiūsuǒ gōngzuò de tú yōuyōu jiārù
科学院中药研究所工作的屠呦呦加入
yánjiū kāifā kàngnüè yàowù xiàngmù, dānrèn zhōngyào kàngnüèzǔ
研究开发抗疟药物项目，担任中药抗疟组
zǔzhǎng。Yí cì, tú yōuyōu zài fānyuè zhōngguó gǔdài yīshū
组长。一次，屠呦呦在翻阅中国古代医书
《zhǒuhòu bèijí fāng》① shí, fāxiànle qīnghāo zhìliáo nüèjí
《肘后备急方》①时，发现了青蒿治疗疟疾
de jìzǎi, zhè gěi jiānnán de tànsuǒ dàiláile xīwàng。Jù
的记载，这给艰难的探索带来了希望。据
jìzǎi, qīnghāo xūyào yòng dàliàng de lěngshuǐ jìnpào, yúshì
记载，青蒿需要用大量的冷水浸泡，于是
biàn yǒule bǎ dà shuǐgāng lājìn shíyànshì de yímù。
便有了把大水缸拉进实验室的一幕。
Dàn lěngshuǐ xiàoguǒ bìng bù hǎo, tú yōuyōu hé tóngshìmen
但冷水效果并不好，屠呦呦和同事们
yòu yícìcì de gēnghuàn jìnpào qīnghāo de yètǐ。Gōngfu
又一次次地更换浸泡青蒿的液体。功夫
búfù yǒu xīn rén, tāmen zuìzhōng zhǎodàole héshì de jìnpào
不负有心人，他们最终找到了合适的浸泡
yètǐ hé gèng hǎo de jìnpào fāngshì。Cǐshí, shíjiān yǐjīng
液体和更好的浸泡方式。此时，时间已经
guòqùle jiāngjìn sān nián, ér zhè jǐnjǐn shì màixiàng chénggōng
过去了将近三年，而这仅仅是迈向成功
de dìyī bù。Jiēxiàlái jiù shì línchuáng shìyàn, wèi le
的第一步。接下来就是临床试验，为了
jíshí huòdé zīliào, tú yōuyōu hé lìngwài liǎng wèi tóngshì
及时获得资料，屠呦呦和另外两位同事
tíjiāole zhìyuàn shìyào bàogào。Jiéguǒ xiǎnshì, tú yōuyōu
提交了志愿试药报告。结果显示，屠呦呦
hé tóngshìmen chénggōng le!
和同事们成功了!

In the late 1960s, the Chinese government launched a research project to develop antimalarial drug. Tu Youyou, then working in the Institute of Chinese Materia Medica of the China Academy of Chinese Medical Sciences, joined the project and served as the leader. Once, while reading the ancient Chinese medical book *Handbook of Prescriptions for Emergencies*[1] (*Zhouhou beijifang*, 肘后备急方), she discovered the sweet worm-

9. 政 zhèng politics; political affairs
10. 府 fǔ seat of government; government office
11. 织 zhī weave
12. 抗 kàng resist
13. 项 xiàng item
14. 担 dān take charge of; take on
15. 翻 fān look through; turn over
16. 阅 yuè read
17. 肘 zhǒu elbow
18. 探 tàn try to find out; explore
19. 索 suǒ search
20. 幕 mù scene
21. 液 yè liquid

22. 获 huò obtain; receive
23. 资料 zī liào data

---

①《肘后备急方》，中国东晋时期（公元317~420）医学家葛洪编写。

[1]*Handbook of Prescriptions for Emergencies (Zhouhoubeijifang,* 肘后备急方) compiled by Ge Hong, a Chinese medical scientist of the Eastern Jin Dynasty (317-420).

wood herb (Qinghao, *Artemisiae Annuae Herba*) has effect on malaria, which brought hope to the difficult project. According to ancient records, the sweet wormwood herb should be soaked in a large amount of cold water, that's why we see the above scene of the large water vats. However, the effect of cold water was not good. Tu and her colleagues had to search for various liquids for soaking the herb. Their effort paid off, and they finally found the right liquid and the better methods for soaking the herb. It took them three years to be on the first step of success. The next step was clinical trials. In order to obtain timely data and feedback, Tu and her two colleagues made trials on themselves with artemisinin, the effective constituent of the herb to see the efficacy. The results were satisfactory.

Qīnghāosù de chénggōng wènshì wèi quánqiú nüèjí huànzhě
青蒿素 的 成功 问世 为 全球 疟疾 患者
sòngqùle jiànkāng de xīwàng. Qīnghāosù bùjǐn xiàoguǒ xiǎnzhù,
送去了 健康 的 希望。青蒿素 不仅 效果 显著,
érqiě jiàgé dīlián, zhè shì tú yōuyōu tuánduì wèi shìjiè zuòchū
而且 价格 低廉, 这是 屠 呦呦 团队 为 世界 做出
de zhòngdà gòngxiàn.
的 重大 贡献。

24. 低廉 dī lián cheap

The success of artemisinin gives hope to malaria patients around the world. Artemisinin is effective and of low cost. This is the major contribution to the world by Tu Youyou's team.

Tú yōuyōu yīn fāxiàn qīnghāosù zhè yì tūchū gòngxiàn, huòdé
屠 呦呦 因 发现 青蒿素 这一 突出 贡献，获得
2015 nián nuòbèiěr shēnglǐxué huò yīxué jiǎng, chéngwéi dìyī wèi
2015 年 诺贝尔 生理学 或 医学 奖，成为 第一 位
huòdé nuòbèiěr kēxué jiǎngxiàng de zhōngguó běntǔ kēxuéjiā.
获得 诺贝尔 科学 奖项 的 中国 本土 科学家。

Because of the outstanding contribution, Tu Youyou won the 2015 Nobel Prize in Physiology or Medicine, becoming the first Chinese native scientist to receive the Nobel Prize in Physiology or Medicine.

25. 诺贝尔　nuò bèi ěr　Nobel
26. 奖　jiǎng　prize

Gǔwǎngjīnlái, xǔduō kēxué de fāxiàn dōu líbukāi
古往今来，许多 科学 的 发现 都 离不开
kēxuéjiāmen xīn zhōng de zérèn yǔ dāndāng. Ér zhèng shì zài zhè
科学家们 心 中 的 责任 与 担当。而 正 是 在 这
zhǒng qínghuái de yǐnlǐng xià, rénlèi cái néng búduàn tànsuǒ wèizhī
种 情怀 的 引领 下，人类 才 能 不断 探索 未知
lǐngyù, zǒuxiàng xīn de zhēngtú.
领域，走向 新 的 征途。

From ancient to modern times, many scientific discoveries are inseparable from the sense of scientific responsibility and accountability. And it is exactly under the guidance of this sentiment that humankind can continuously explore the unknown territory, and move on to new journeys.

27. 引领　yǐn lǐng　guidance
28. 域　yù　region
29. 征途　zhēng tú　journey

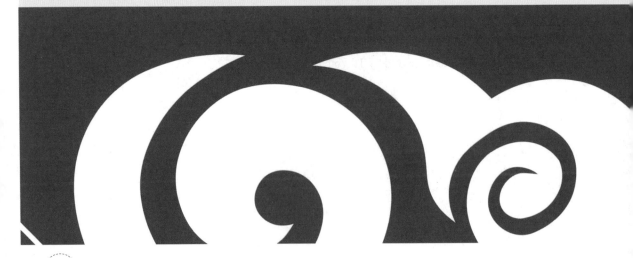

知识延伸 Extended Knowledge

葛洪 和《肘后 备急 方》
Gě hóng hé 《zhǒuhòu bèijí fāng》

—— Ge Hong and the *Handbook of Prescriptions for Emergencies*

葛 洪（公 元 283~363），字 稚川，自 号
Gě hóng (gōngyuán 283~363), zì zhìchuān, zìhào

抱朴子，今 中国 江苏人，东晋（公 元 317~420）
bàopǔzi, jīn zhōngguó jiāngsūrén, dōngjìn (gōngyuán 317~420)

道教 理论家 和 医药学家。他 编写 的《肘后 备急
dàojiào lǐlùnjiā hé yīyàoxuéjiā. Tā biānxiě de 《zhǒuhòu bèijí

方》是 中国 第一 部 临床 急救 手册、中医 治疗学
fāng》 shì zhōngguó dìyī bù línchuáng jíjiù shǒucè, zhōngyī zhìliáoxué

专著。
zhuānzhù

Ge Hong (283-363), also known as Ge Zhichuan or Baopuzi, was from Jiangsu Province. He was a Taoist theorist and medical scientist of the Eastern Jin Dynasty (317-420). The *Handbook of Prescriptions for Emergencies* compiled by him is China's first monograph on first-aid.

30. 稚 zhì young and small
31. 川 chuān river
32. 抱 bào bosom
33. 朴 pǔ simple
34. 手册 shǒu cè handbook
※35. 稚川 zhì chuān Ge Hong's another name
※36. 抱朴子 bào pǔ zi a self proclaimed name

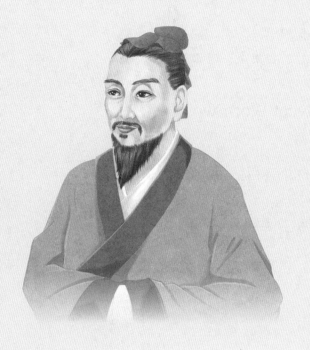

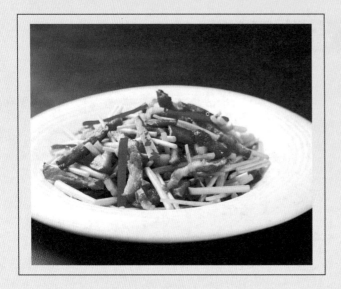

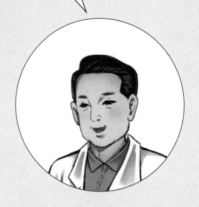

我们一起用青蒿做一道中国美味吧!

Let's make a Chinese delicacy with the sweet wormwood herb!

Qīnghāo chǎo làròu
青蒿 炒 腊肉

Zhǔliào: qīnghāo、 làròu (xūnròu、 xiánròu jūn kě).
主料:青蒿、腊肉（熏肉、咸肉 均 可）。

Pèiliào: dàsuàn、 gān làjiāo、 jiāngsī、 yán、 shíyòngyóu、 tiáowèijì.
配料:大蒜、干辣椒、姜丝、盐、食用油、调味剂。

Stir-fried Bacon with Sweet Wormwood Herb

Main ingredients: Sweet wormwood herb, bacon (smoked or salted)

Other ingredients: Garlic, dried chili, shredded ginger, table salt, edible oil, condiment

37. 炒 chǎo fry
38. 腊 là the twelfth lunar month
39. 熏 xūn smoke; fumigate
40. 咸 xián salty
41. 蒜 suàn garlic
42. 辣椒 là jiāo peppery; spicy
43. 丝 sī shred

Zuòfǎ:

做法：

1. Shǒuxiān jiāng shàngshù mǒu yì zhǒng ròu fàng zài wēnshuǐ zhōng

1.首先 将 上述 某一 种 肉 放在 温水 中

xǐjìng, ránhòu qiēchéng sī bèiyòng.

洗净，然后 切成 丝 备用。

2. Jiāng qīnghāo de lǎo yè yǐjí gēnbù quánbù qùdiào, jiāng

2.将 青蒿 的 老叶 以及 根部 全部 去掉，将

qīnghāo qiēchéng duàn, zài qīngshuǐ lǐ xǐ gānjìng bèiyòng.

青蒿 切成 段，在 清水 里 洗 干净 备用。

3. Zài chǎoguō zhōng jiārù shǎo liàng de yóu, yóu rè zhīhòu

3.在 炒锅 中 加入 少 量 的 油，油 热 之后

jiāng dàsuàn hé gān làjiāo fàngjìn guō zhōng fānchǎo jǐxià,

将 大蒜 和 干 辣椒 放进 锅 中 翻炒 几下，

ránhòu fàngrù jiāngsī、 làròu xiǎohuǒ bùtíng de fānchǎo.

然后 放入 姜丝、腊肉 小火 不停 地 翻炒。

4. Dāng féiròu biànde tòumíng de shíhou, jiāng xǐjìng de qīnghāo

4.当 肥肉 变得 透明 的 时候，将 洗净 的 青蒿

fàngjìnqu, dàhuǒ fānchǎo zhì qīnghāo shúle wéizhǐ, jiā yán

放进去，大火 翻炒 至 青蒿 熟了 为止，加 盐

tiáowèi jíkě chūguō shíyòng.

调味 即可 出锅 食用。

44. 肥 féi fat

45. 透 tòu pass through;
   penetrate

How to Make It:

1. Wash the bacon in warm water, and then cut it into shreds.

2. Remove all the old leaves and roots of the sweet wormwood herb and cut the stems into sections, then wash it clean.

3. Put a little oil in the pan. When it is heated, add garlic and dried chili and give it a little stir-fry, then add shredded ginger, bacon and stir-fry continuously on low flame.

4. When the fat becomes transparent, put in the sweet wormwood herb, stir-fry on high flame until the sweet wormwood herb is well done, and then add table salt and condiments. Now the dish is ready.

中医药小知识 TCM Tips

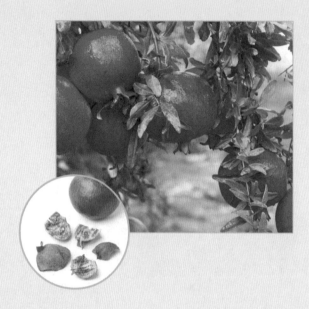

Shíliu pí
石榴 皮

Rùyào bùwèi: guǒpí.
入药 部位：果皮。
Gōngxiào: zhǐxiè, qūchóng.
功效：止泻，驱虫。

Pomegranate Rind
(Shiliupi, *Granati Pericarpium*)

Part used as medicine: Peel

Efficacy: Relieving diarrhea and expelling worms

46. 石榴 shí liu pomegranate

饮食与健康 Diet and Health

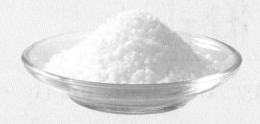

Shíyán
【食盐】

Yǒu shāchóng zhǐyǎng、 jiědú de zuòyòng. Shíyán yǒu hěn duō
有 杀虫 止痒、解毒 的 作用。食盐 有 很 多
zhǒng, hǎiyán、 jǐngyán、 jiǎnyán yóu réngōng shēngchǎn; chíyán,
种 ，海盐、井盐、碱盐 由 人工 生产；池盐、
yáyán wéi zìrán shēngchéng.
崖盐 为 自然 生成 。

【Table Salt】(Shiyan, *Natrii Chloridum*)

It has the effect of destroying worms, relieving itching and removing toxic substances. There are many types of salt, among which sea salt, well salt and alkali salt are produced artificially; pool salt and cliff salt are naturally produced.

47. 井 jǐng well
48. 盐 yán salt
49. 碱 jiǎn alkali
50. 池 chí pool
51. 崖 yá cliff

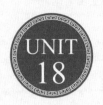

中国抗疫英雄
张伯礼

Zhang Boli, Chinese Anti-epidemic Hero

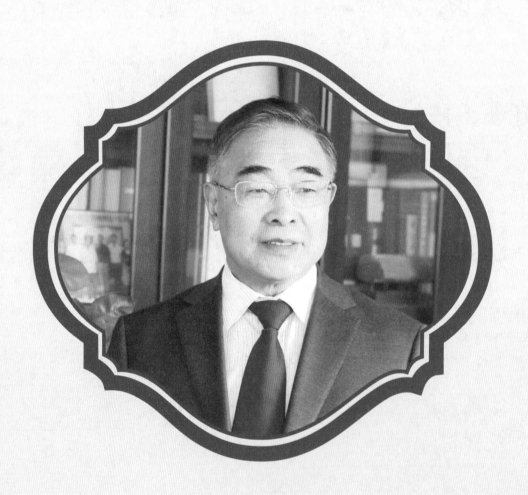

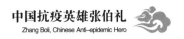

听中国故事 A Chinese Story

Zhōngyīyào wèi kàngyì gòngxiàn zhìhuì

中医药 为 抗疫 贡献 智慧

—— TCM Has Made Significant Contributions to Fighting the Epidemic

Zài jǐ qiān nián de lìshǐ zhōng, zhōngyī bāngzhù zhōnghuá
在 几 千 年 的 历史 中，中医 帮助 中华
mínzú zhànshèngle wǔ bǎi duō cì dà de wēnyì①, jīlěile fēngfù
民族 战胜了 五 百 多 次 大 的 瘟疫①，积累了 丰富
de fángzhì yìbìng jīngyàn. Zài rènhé yìbìng miànqián, zhōngyī dōu bú
的 防治 疫病 经验。在 任何 疫病 面前，中医 都 不
jù jiānxiǎn、tǐngshēnérchū, wèi rénlèi zhànshèng bìngdú zuòchū jùdà
惧 艰险、挺身而出，为 人类 战胜 病毒 做出 巨大
de gòngxiàn. Tóngyàng, zài kàngjī xīnxíng guānzhuàng bìngdú yìqíng de
的 贡献。同样，在 抗击 新型 冠状 病毒 疫情 的
guòchéng zhōng, zhōngyī zàicì fāhuīle zhòngyào zuòyòng.
过程 中，中医 再次 发挥了 重要 作用。

In the millennia-long history of China, traditional Chinese medicine has helped the Chinese nation overcome more than 500 major pestilences[1], and has accumulated rich experience in epidemic prevention and control. TCM never retreats in the face of any epidemic, and always steps forward, making great contributions to humankind's victories over epidemics. Same as before, TCM has once again played an important role in the fight against COVID-19.

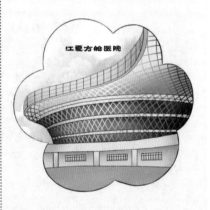

2020 nián 1 yuè 27 rì, zhōngguó nónglì zhēngyuè chūsān,
2020 年 1 月 27 日，中国 农历 正月 初三，
zhāng bólǐ yuànshì qiánwǎng yìqíng yánzhòng de wǔhàn. Zài wǔhàn
张 伯礼 院士 前往 疫情 严重 的 武汉。在 武汉
jiāngxià fāngcāng yīyuàn, zhāng yuànshì dàilǐngzhe 209 míng zhōngyī guójiā
江夏 方舱 医院，张 院士 带领着 209 名 中医 国家
yīliáoduì duìyuán nǔlì gōngzuò, shǐyòng zhōngyào、zhēn jiǔ、tuīná
医疗队 队员 努力 工作，使用 中药、针 灸、推拿
děng zhōngyī zōnghé zhìliáo fāngfǎ zhìbìng jiùrén.
等 中医 综合 治疗 方法 治病 救人。

On January 27, 2020, the third day of January in Chinese lunar calendar, Academician Zhang Boli went to epidemic-ridden Wuhan. At Wuhan Jiangxia Cabin Hospital, under

1. 战 zhàn fight
2. 惧 jù fear; dread
3. 击 jī beat; hit; strike
4. 型 xíng model; type; pattern
5. 冠状病毒 guān zhuàng bìng dú coronavirus

6. 张伯礼 zhāng bó lǐ physician's name
7. 士 shì scholar
8. 严 yán strict; severe; stern; rigorous
9. 江夏 jiāng xià place name
10. 舱 cāng cabin
11. 综 zōng put together; sum up

---

①瘟疫：传染性疾病。

[1]Pestilence: infectious disease

his leadership 209 members of the National TCM Medical Team worked hard and utilized Chinese herbal medicines, acupuncture, *tuina* and other therapies to treat patients.

Dāngshí, wǔhàn tiānqì hánlěng, wèile fángzhǐ shǐyòng
当时, 武汉 天气 寒冷, 为了 防止 使用
zhōngyāng kōngtiáo yǐnqǐ jiāochā gǎnrǎn, bìngrén zhǐ néng yīkào bèizi
中央 空调 引起 交叉 感染, 病人 只 能 依靠 被子
hé diànrètǎn qǔnuǎn. Hánlěng de tiānqì、bìngrén duì bìngdú de
和 电热毯 取暖。寒冷 的 天气、病人 对 病毒 的
kǒngjù, yīhùrényuán de xīnlǐ yālì, shǐ zhěnggè fāngcāng yīyuàn
恐惧、医护人员 的 心理 压力, 使 整个 方舱 医院
nèi de qìfēn fēicháng dīchén. Zhāng bólǐ yuànshì kàndào zhèzhǒng
内 的 气氛 非常 低沉。张 伯礼 院士 看到 这种
qíngkuàng hòu, jiù gǔlì bìngrén hé yīhùrényuán: bìngdú bù
情况 后, 就 鼓励 病人 和 医护人员: 病毒 不
kěpà, lèguān de qíngxù shì zhànshèng jíbìng de guānjiàn yīnsù,
可怕, 乐观 的 情绪 是 战胜 疾病 的 关键 因素,
zhōngyī yǒu jǐ qiān nián kàngyì jīngyàn, yídìng néng zhànshèng bìngdú.
中医 有 几 千 年 抗疫 经验, 一定 能 战胜 病毒。
Yúshì, zhāng bólǐ yuànshì kāishǐ zhǐhuī yīhùrényuán dàilǐng bìngrén
于是, 张 伯礼 院士 开始 指挥 医护人员 带领 病人
liànxí bāduànjǐn、tàijíquán; bìngrén yě zài bìngfáng de qiángshang
练习 八段锦、太极拳; 病人 也 在 病房 的 墙上
tiēmǎnle xiānghù gǔlì de zìtiáo, fāngcāng yīyuàn nèi de qìfēn
贴满了 相互 鼓励 的 字条, 方舱 医院 内 的 气氛
biànde huóyuè qǐlái.
变得 活跃 起来。

At that time, it was very cold in Wuhan. To prevent cross-infection caused by the use of central air-conditioning, patients only had quilts and electric blankets to keep warm. The cold weather, patients' fear of the virus, and psychological pressure of the medical staff made the morale in the entire cabin hospital very low. Facing such a situation, Academician Zhang encouraged the patients and medical staff by saying that virus was not so horrible, and that being optimistic was vital to defeat the disease. Traditional Chinese medicine had experience in fighting epidemics for thousands of years, and they would definitely be able to defeat it. He also suggested that the patients do Eight-section Brocades Exercise and Tai Chi to speed up recovery. The patients also put up slogans to encourage each other. As a result, the cabin hospital was full of good atmosphere.

12. 央 yāng centre
13. 依 yī lean on; comply with
14. 毯 tǎn blanket; tug; carpet
15. 氛 fēn atmosphere
16. 沉 chén keep down; lower; sink
17. 鼓 gǔ arouse; drum
18. 励 lì encourage
19. 键 jiàn key
20. 挥 huī wave; scatter; disperse
21. 锦 jǐn brocade
22. 拳 quán fist; Chinese boxing
23. 贴 tiē paste; stick; glue
24. 跃 yuè leap; jump
※25. 八段锦 bā duàn jǐn Eight-section Brocades Exercise

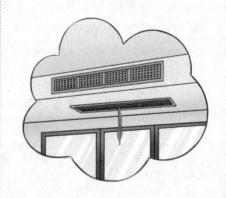

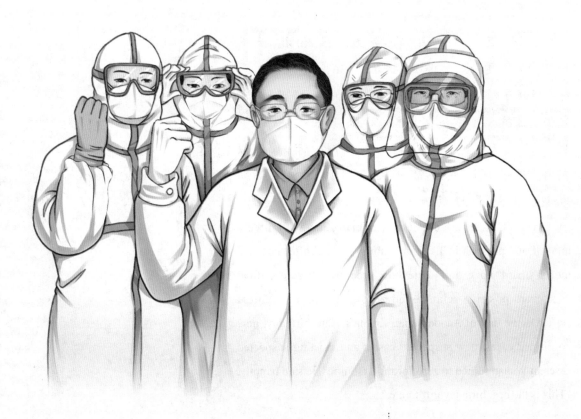

Kàngyì qījiān, zhāng bólǐ yuànshì hái shǐyòngle kěyǐ tíshēng
抗疫 期间，张 伯礼 院士 还 使用了 可以 提升
miǎnyìlì de zhōngyào xiāngbāo. Dàndànde zhōngyào xiāng, ràng rén
免疫力 的 中药 香包。淡淡的 中药 香，让 人
qíngxù shūhuǎn, qūsàn bìngdú; wǔyánliùsè de xiāngbāo yíngzàozhe
情绪 舒缓，驱散 病毒；五颜六色 的 香包 营造着
wēnnuǎn de fēnwéi, ràng rén xīnqíng qīngsōng.
温暖 的 氛围，让 人 心情 轻松。

During the anti-epidemic period, Academician Zhang also used sachets with Chinese herbal medicine to improve patients' immunity. The faint flavor of Chinese herbal medicine soothed people's nerves and dispelled viruses; meanwhile, the colorful sachets created a warm atmosphere and made people feel relaxed.

26. 淡 dàn bland; tasteless; weak; faint
27. 缓 huǎn slow; unhurried
28. 轻松 qīng sōng relax

Jīngguò jìn yí gè yuè de nǔlì,   zhāng bólǐ yuànshì
经过 近 一 个 月 的 努力， 张 伯礼 院士
dàilǐng de jiāngxià fāngcāng yīyuàn shōuzhìle 564 wèi bìngrén zuì
带领 的 江夏 方舱 医院 收治了 564 位 病人， 最
zhōng shíxiànle "sān gè líng":   bìngrén líng zhuǎn zhòngzhèng、 líng
终 实现了 "三 个 零"： 病人 零 转 重症 、 零
fùyáng、 yīhùrényuán líng gǎnrǎn. Jiù zài zhāng yuànshì yínglái 72 suì
复阳、 医护人员 零 感染。 就 在 张 院士 迎来 72 岁
shēngrì de dàngtiān, wǔhàn xīn zēng quèzhěn bìnglì、 xīn zēng yísì
生日 的 当天， 武汉 新 增 确诊 病例、 新 增 疑似
bìnglì、 xiànyǒu yísì bìnglì dìyī cì quánbù guī líng. Tā gāoxìng
病例、 现有 疑似 病例 第一 次 全部 归 零。 他 高兴
de shuō "zhè shì zuì hǎo de shēngrì lǐwù".
地 说 "这 是 最 好 的 生日 礼物"。

29. 归 guī go back; return

The TCM team led by Academician Zhang admitted a total of 564 patients in Jiangxia Cabin Hospital after nearly a month's hard work, and achieved "three zeros": zero critical case, zero positive relapse and zero infection of medical staff. On the day of Academician Zhang's 72nd birthday, new confirmed cases, new suspected cases, and existing suspected cases in Wuhan turned to zero for the first time. He said happily, "This is the best birthday gift to me."

Zhōngyīyào wèi xīnguān yìqíng fáng kòng zuòchūle jùdà de
中医药 为 新冠 疫情 防 控 做出了 巨大 的
gòngxiàn. Zhōngyī yīliáoduì zài xiānbèimen de jīchǔ shàng búduàn
贡献。 中医 医疗队 在 先辈们 的 基础 上 不断
zǒngjié jīngyàn, xíngchéng yǒuxiào zhěnliáo de zhōngguó fāng'àn, xiàng shìjiè
总结 经验， 形成 有效 诊疗 的 中国 方案， 向 世界
zhǎnshìle zhōngyīyào de lìliàng.
展示了 中医药 的 力量。

30. 辈 bèi people of a certain kind; the like; type

Traditional Chinese medicine has made great contributions to the prevention and control of COVID-19. The TCM medical team constantly drew upon the experience of their predecessors to form an effective Chinese diagnostic and treating plan for the epidemic, thereby demonstrating the power of TCM to the whole world.

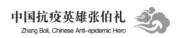

知识延伸 Extended Knowledge

Xiǎoxiǎo xiāngbāo dà yòngchù
小小 香包 大 用处
—— Benefits of Small Sachets

Pèidài xiāngbāo, shì zhōngguó de chuántǒng mínsú, yě shì
佩戴 香包，是 中国 的 传统 民俗，也 是
zhōngyī yǎnghù jiànkāng、 yùfáng jíbìng de yì zhǒng fāngfǎ。 Zhōngyī
中医 养护 健康、预防 疾病 的 一 种 方法。中医
tōngguò bùtóng de zhōngcǎoyào zǔhé, dádào bùtóng de yùfáng
通过 不同 的 中草药 组合，达到 不同 的 预防
mùdì, jiāng zhōngyīyào de shénqí cáng zài yígège wǔcǎi měilì
目的，将 中医药 的 神奇 藏 在 一个个 五彩 美丽
de xiāngbāo nèi.
的 香包 内。

Wearing a sachet is a traditional Chinese custom, and a
TCM method to maintain good health and prevent diseases.
With different combinations of Chinese herbal medicines in it,
different preventive effects can be realized. Mystery is hidden
in the small colorful sachets.

31. 佩 pèi wear; admire
32. 戴 dài put on; wear

33. 藏 cáng hide; conceal

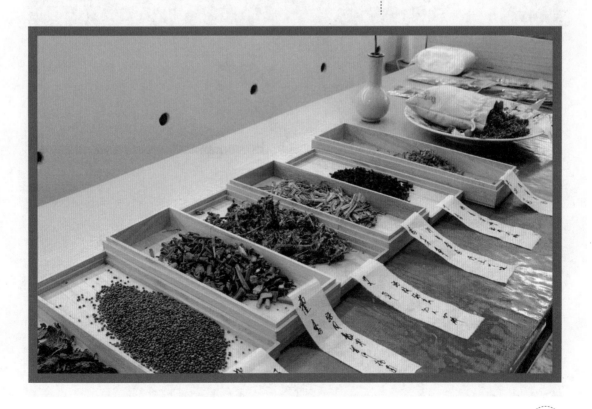

Xiāngbāo de zhìzuò
香包的制作
—— How to Make a Sachet

Qū wénchóng xiāngbāo
驱蚊虫香包
Mosquito Repellent Sachet

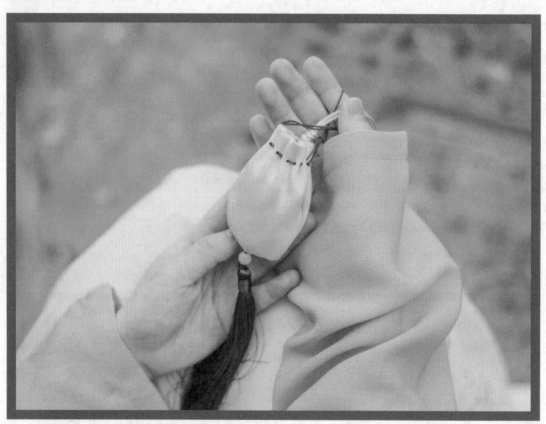

Cáiliào: àiyè、 bòhe、 xiāngmáocǎo、 chāngpú.
材料：艾叶、薄荷、香茅草、菖蒲。

Materials: Argy Wormwood leaf (Aiye, *Artemisiae Argyi Folium*), Peppermint (Bohe, *Menthae Haplocalycis Herba*), Citronella Grass (Xiangmaocao, *Herba Cymbopogonis Citrati*), Calamus (Changpu, *Rhizoma Acori Calami*)

Zhìzuò jí zuòyòng: shàngshù cáiliào hùnhé qiēsuì fàngrù xiāngbāo
制作及作用：上述材料混合切碎放入香包
zhōng, kěyǐ qūgǎn wénchóng.
中，可以驱赶蚊虫。

Preparation and Action: Mix the above materials, break them into small pieces and put them in a sachet.

34. 薄荷　bò he　Peppermint
35. 香茅草　xiāng máo cǎo
　　Citronella Grass

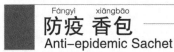

Fángyì xiāngbāo
防疫 香包
Anti-epidemic Sachet

Cáiliào: àiyè、 bòhe、 chāngpú、 cāngzhú、 guànzhòng、
材料：艾叶、薄荷、菖蒲、苍术、贯众、
huòxiāng、 bīngpiàn、 báizhǐ、 pèilán.
藿香、冰片、白芷、佩兰。

Materials: Argy Wormwood leaf, Peppermint, Calamus, Atractylodes Rhizome (Cangzhu, *Atractylodis Rhizoma*), Cyrtomium Rhizome (Guanzhong, *Rhizoma Dryopteris Crassirhizomae*), Cablin Patchouli Herb (Huoxiang, *Herba Agastaches*), Borneol (Bingpian, *Borneolum Syntheticum*), Dahurian Angelica Root (Baizhi, *Angelicae Dahuricae Radix*), Fortune Eupatorium Herb (Peilan, *Eupatorii Herba*)

36. 苍术 cāng zhú Atractylodes Rhizome
37. 贯众 guàn zhòng Cyrtomium Rhizome
38. 藿香 huò xiāng Cablin Patchouli Herb
39. 冰片 bīng piàn Borneol
40. 白芷 bái zhǐ Dahurian Angelica Root
41. 佩兰 pèi lán Fortune Eupatorium Herb

Zhìzuò jí zuòyòng: shàngshù cáiliào hùnhé qiēsuì fàngrù xiāngbāo
制作 及 作用：上述 材料 混合 切碎 放入 香包
zhōng, kěyǐ zēngqiáng tǐzhì.
中，可以 增强 体质。

Peparation and Action: Mix the above materials, break them into small pieces and put them in a sachet.

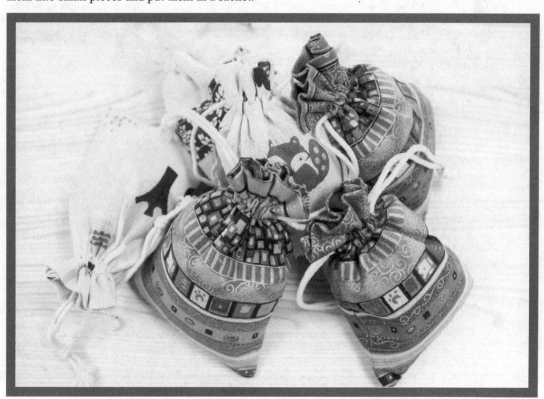

中医药小知识 TCM Tips

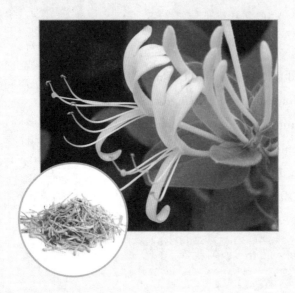

Jīnyínhuā
金银花

Rùyào bùwèi: huālěi.
入药 部位：花蕾。
Gōngxiào: qīngrè jiědú.
功效：清热 解毒。

42.蕾 lěi bud

Honeysuckle Flower
(Jinyinhua, *Lonicerae Flos*)

Part used as medicine: Flower

Action: Clearing heat and removing toxic substances

饮食与健康 Diet and Health

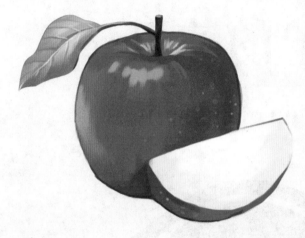

Píngguǒ
【苹果】

有生津除烦、健胃醒酒的作用，可缓解咽干口渴、食后腹胀等。苹果还有助于肠胃蠕动，促使大便通畅；可以减轻压力、滋润皮肤、保护血管，有助于防治高血压。

【Apple】(Pingguo, *Fructus Mali Pumilae*)

It has the effect of promoting fluid production and eliminating restlessness, invigorating the stomach and sobering up. It works to relieve throat dryness, thirst and abdominal distention after meals. It helps gastrointestinal peristalsis and promotes bowel movements. It can also reduce stress, moisturize skin, protect blood vessels and prevent hypertension.

43. 畅 chàng smooth; unimpeded
※44. 生津除烦 shēng jīn chú fán promoting fluid production and eliminating restlessness
※45. 健胃醒酒 jiàn wèi xǐng jiǔ invigorating the stomach and sobering up

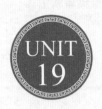
饺子的来历

The Origin of Dumplings

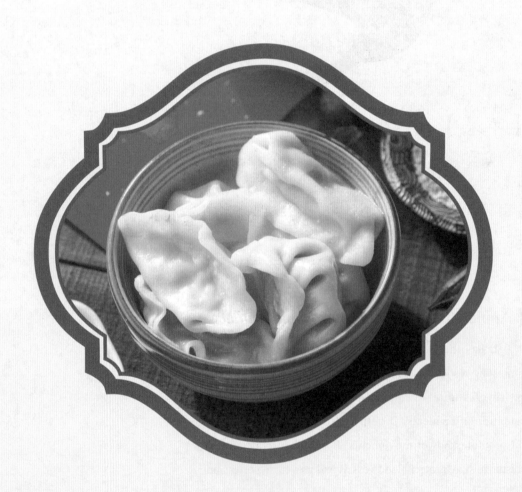

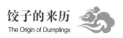

听中国故事 A Chinese Story

Jiǎozi de gùshi
饺子 的 故事
—— The Story of Dumplings

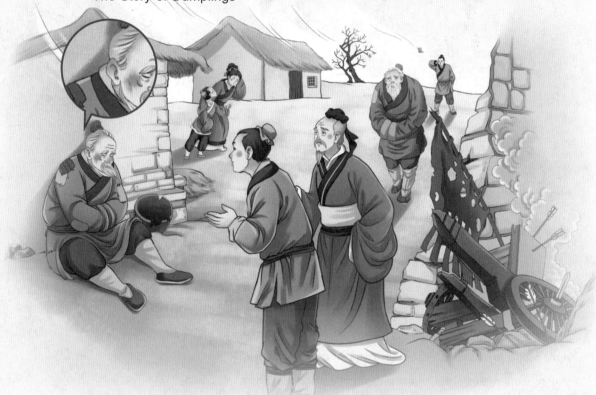

Xiāngchuán, zài zhōngguó dōnghàn (gōngyuán 25~220) mòqī de
相传，在 中国 东汉（公元 25~220）末期 的
yí gè dōngtiān, chángshā tàishǒu zhāng zhòngjǐng huí jiāxiāng tànqīn. Tā
一个 冬天，长沙 太守 张 仲景 回 家乡 探亲。他
kàndào jiāxiāng de bǎixìng yīn tiānqì hánlěng, hěn duō rén de ěrduo
看到 家乡 的 百姓 因 天气 寒冷，很多人 的 耳朵
dōu dòngshāng le.
都 冻伤 了。

According to legend, one winter in the late Eastern Han Dynasty (25-220), Zhang Zhongjing, the prefecture chief of Changsha went back to his hometown to visit his family. He saw many people had frostbite on their ears due to the cold weather.

1. 太守 tài shǒu prefecture chief
2. 探 tàn visit
3. 耳朵 ěr duo ear
4. 冻 dòng freeze

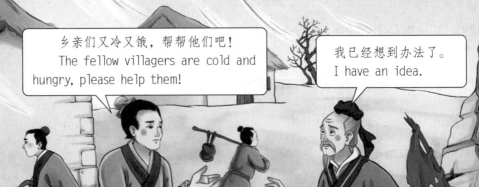

乡亲们又冷又饿，帮帮他们吧！
The fellow villagers are cold and hungry, please help them!

我已经想到办法了。
I have an idea.

Dōngzhì zhètiān, zhāng zhòngjǐng pài rén zài jiē shàng dāqǐ yí
冬至 这天，张 仲景 派 人 在 街 上 搭起 一
gè zhǔfàn de guō. Tā ràng rén yòng miànpí jiāng yángròu hé yìxiē
个 煮饭 的 锅。他 让 人 用 面皮 将 羊肉 和 一些
zhōngyàocái bāochéng ěrduo xíngzhuàng de "jiāoěr", fàngjìn guō lǐ
中药材 包成 耳朵 形状 的 "娇耳"，放进 锅 里
zhǔ, zhǔhǎo hòu fēngěi bǎixìngmen chī. Chī guò jiāoěr hòu, rénmen
煮，煮好 后 分给 百姓们 吃。吃 过 娇耳 后，人们
gǎnjué shēntǐ hěn wēnnuǎn. Jǐ tiān zhīhòu, bǎixìngmen dòngshāng de
感觉 身体 很 温暖。几 天 之后，百姓们 冻伤 的
ěrduo dōu hǎo le.
耳朵 都 好 了。

On the day of the Winter Solstice, Zhang Zhongjing
suggested to set up a cooking pot on the street. He ordered
some people to make "Jiao Er" in the shape of ears with dough,
stuffed mutton mince and Chinese medicinal materials. Then
after cooking the "Jiao Er" was distributed to the folks. People
felt very warm after eating the food. A few days later, their
frostbitten ears were cured.

5. 搭 dā set up

6. 娇 jiāo finicky

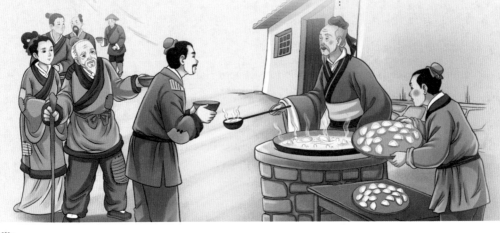

174

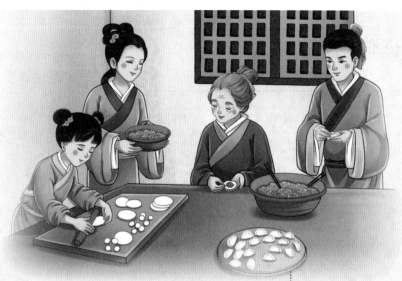

Rénmen fēicháng gǎnjī zhāng zhòngjǐng de bāngzhù, jiù bǎ
人们 非常 感激 张 仲景 的 帮助，就 把
zhèzhǒng shíwù jiàozuò "qūhán jiāoěr tāng", yòu bǎ "jiāoěr"
这种 食物 叫作 "祛寒 娇耳 汤"，又 把 "娇耳"
gǎimíng wéi "jiǎozi". Dāngdì de bǎixìng wèile jìniàn zhāng
改名 为 "饺子"。当地 的 百姓 为了 纪念 张
zhòngjǐng, jiù zài dōngzhì zhètiān chī jiǎozi. Hòulái, dōngzhì chī
仲景，就 在 冬至 这天 吃 饺子。后来，冬至 吃
jiǎozi de xísú yuè chuán yuè yuǎn, chuánbiànle zhōngguó gè de.
饺子 的 习俗 越 传 越 远，传遍了 中国 各地。

People were very grateful for Zhang's help, so they called this food "Cold-dispelling Jiao Er Soup", which was later changed from "Jiao Er" to "Jiao Zi (Dumpling)". To commemorate Zhang Zhongjing, the local people always ate dumplings on the day of Winter Solstice. Later, this custom spread further, becoming popular all over China.

7. 感激 gǎn jī be grateful
8. 祛 qū remove

Fánshì yīdé gāoshàng de rén, gěi rén zhìbìng shì bù fēn pín
凡是 医德 高尚 的 人，给 人 治病 是 不 分 贫
fù guì jiàn、lǎo yòu měi chǒu de, yīshēng dōu yào huáiyǒu yì kē
富贵贱、老幼美丑的，医生 都 要 怀有 一 颗
cíbēi zhīxīn, bú wèi jīnqián, yìxīn zhìbìng jiùrén.
慈悲 之心，不 为 金钱，一心 治病 救人。

Any doctor with noble medical ethics must treat people equally, no matter whether they are rich or poor, old or young, beautiful or ugly. Doctors should have a compassionate heart to cure illness and save patients.

9. 凡 fán any
10. 贫 pín poor
11. 贱 jiàn lowly; humble
12. 怀 huái keep in mind; bosom
13. 慈悲 cí bēi compassionate

知识延伸 Extended Knowledge

Zhāng zhòngjǐng, míng Jī, nánjùn nièyáng (jīn zhōngguó
张 仲景，名 机，南郡 涅阳（今 中国
hénán nányáng) rén, dōnghàn shíqī (gōngyuán 25~220)
河南 南阳）人，东汉 时期（公元 25~220）
zhùmíng yījiā. Zhāng zhòngjǐng shífēn zhùzhòng xuéxí qiándài
著名 医家。张 仲景 十分 注重 学习 前代
yījiā de yīliáo jīngyàn, guǎngfàn xīshōu dāngshí yījiā zhìliáo
医家 的 医疗 经验，广泛 吸收 当时 医家 治疗
jíbìng de fāngfǎ, zài jiéhé gèrén cóngyī xīndé hòu,
疾病 的 方法，在 结合 个人 从医 心得 后，
tā chuàngzàoxìng de zhùchéngle 《shānghán zábìng lùn》,
他 创造性 地 著成了 《伤寒 杂病 论》，
zhè shì zhōngguó yīxuéshǐ shàng yǐngxiǎnglì jídà de zhùzuò
这 是 中国 医学史 上 影响力 极大 的 著作
zhī yī. Zhè bù zhùzuò quèlì zhōngyī línchuáng de jīběn
之一。这 部 著作 确立了 中医 临床 的 基本
yuánzé —— biànzhèng lùnzhì, zhè yě shì zhōngyī de línghún
原则 —— 辨证 论治，这 也 是 中医 的 灵魂
suǒzài. Cǐ shū jīng hòurén zhěnglǐchéng 《shānghán lùn》 jí
所在。此 书 经 后人 整理成 《伤寒 论》 及
《jīnguì yàolüè》 èr shū, chéngwéi zhōngyī cóngyèzhě de bìdú
《金匮 要略》 二 书，成为 中医 从业者 的 必读
zhùzuò. Zhèngshì yóuyú zhāng zhòngjǐng duì zhōngguó yīxué gòngxiàn
著作。正是 由于 张 仲景 对 中国 医学 贡献
jùdà, suǒyǐ bèi hòudài zūnchēng wéi "yīshèng" "yīfāng zhī
巨大，所以 被 后代 尊称 为 "医圣" "医方 之
zǔ".
祖"。

Zhang Zhongjing, also known as Zhang Ji, was from Nieyang, Nanjun (now Nanyang, Henan Province). He was a famous physician of the Eastern Han Dynasty (25-220). Zhang took great pains in referring to the experience of previous physicians, and extensively learned the treatment methods from others. After combining these with his personal medical experience, he wrote the *Treatise on Cold-induced and Miscellaneous Diseases*, which has a great influence on the history of traditional Chinese medicine. It is this book that establishes the basic principle and soul of TCM, i.e, treatment based on syndrome differentiation. This book was later divided into two parts, the *Treatise on Cold-induced Diseases* and the *Synopsis of Golden Chamber* (*Jinguiyaolüe*, 金匮要略), which are all

14. 郡 jùn prefecture
15. 涅阳 niè yáng Nieyang, place name
16. 广泛 guǎng fàn extensive; widespread
17. 吸 xī inhale
18. 临床 lín chuáng clinical
19. 灵魂 líng hún soul
20. 匮 guì cabinet
21. 略 lüè brief account
22. 祖 zǔ ancestor

must-read books for TCM practitioners. Because of Zhang's significant contributions to TCM, he has been honored as the "Medical Sage" and "Forefather of Medical Formulas" by later generations.

中国 饺子 文化
Zhōngguó jiǎozi wénhuà
—— Chinese Dumpling Culture

Jiǎozi shì zhōngguó de chuántǒng měishí. Yījiārén wéizuò zài
饺子 是 中国 的 传统 美食。一家人 围坐 在
yìqǐ, chī de bùjǐnjǐn shì jiǎozi, yě shì duì jiārén tuánjù de
一起, 吃 的 不仅仅 是 饺子, 也 是 对 家人 团聚 的
yìzhǒng xǐyuè yǐjí duì měihǎo shēnghuó de xiàngwǎng.
一种 喜悦 以及 对 美好 生活 的 向往。

23. 聚 jù gather
24. 悦 yuè pleased; happy

Dumpling is a traditional Chinese delicacy. A whole family usually sits together and eats dumplings. At the moment, the family members enjoy happiness of reunion and show their wishes for a better life.

Zài zhōngguó, jiǎozi de xiànliào hé jiǎozi de wàixíng dōu yǒu
在 中国, 饺子 的 馅料 和 饺子 的 外形 都 有
bùtóng de yùyì.
不同 的 寓意。

25. 馅 xiàn filling
26. 料 liào material
27. 寓 yù implication; live in

In China, different dumpling stuffings and shapes have different meanings.

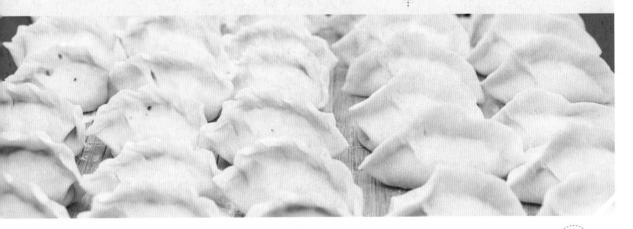

Bù jiǎndān de jiǎozi xiàn
不 简 单 的 饺 子 馅
The Stuffings of Dumplings Are Not Simple

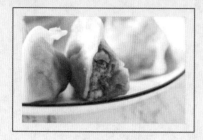

Qíncài ròu xiàn
芹菜 肉 馅
Celery Meat Stuffing

28. 芹菜　qín cài　celery

Qíncài yùyì "qínláo、 cáifù", jìtuōzhe duì fùyù
芹菜 寓意 "勤劳、财富"，寄托着 对 富裕
shēnghuóde xiàngwǎng, gèngshì duì qínláo、 wùshí pǐnzhì de zànyáng.
生活的 向往，更是 对 勤劳、务实 品质 的 赞扬。

Celery in Chinese symbolizes "diligence and wealth".
It bears people's yearning for a prosperous life, and is also a
tribute to the quality of diligence and pragmatism.

29. 勤　qín　hardworking
30. 劳　láo　work; labour
31. 财　cái　money; wealth
32. 寄托　jì tuō　repose
33. 富裕　fù yù　affluent
34. 品质　pǐn zhì　nature; character
35. 赞扬　zàn yáng　praise

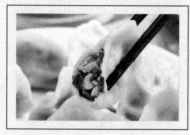

Jiǔcài jīdàn xiàn
韭菜 鸡蛋 馅
Chinese Chive and Egg Stuffing

36. 韭菜　jiǔ cài　Chinese chive

Jiǔcài yùyì "chángjiǔ、 xìngfú", dàibiǎozhe chángjiǔ de
韭菜 寓意 "长久、幸福"，代表着 长久 的
xìngfú, gèngshì duì jiārén jiànkāng chángjiǔ de zhùyuàn.
幸福，更是 对 家人 健康 长久 的 祝愿。

Chinese chive in Chinese symbolizes "everlasting
happiness", which is the wishes for family members.

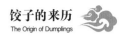

饺子 外形 有 学问
Jiǎozi wàixíng yǒu xuéwen
Much to Learn from the Shapes of Dumplings

Jiǎozimiàn yòng bùtóng de shūcàizhī rǎnsè, xiàngzhēngzhe duì
饺子面 用 不同 的 蔬菜汁 染色，象征着 对
wèilái wǔcǎi shēnghuó de xiàngwǎng, yě zhāngxiǎnzhe rénmen duì měi
未来 五彩 生活 的 向往，也 彰显着 人们 对 美
de zhuīqiú guànchuān zài shēnghuó zhōng de shíshíkèkè.
的 追求 贯穿 在 生活 中 的 时时刻刻。

Dumpling dough dyed with different vegetable juices, symbolizes people's yearning for a colorful life in the future, and also shows that people's pursuit of beauty runs through every moment in life.

37. 蔬菜 shū cài vegetable
38. 染 rǎn dye
39. 象征 xiàng zhēng symbolize
40. 彰显 zhāng xiǎn show
41. 贯穿 guàn chuān through
42. 橙 chéng orange
43. 紫 zǐ purple

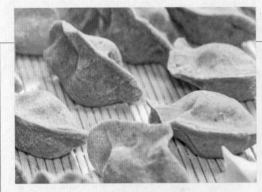

Lǜsè jiǎozi
绿色 饺子
Green Dumplings

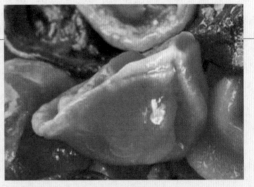

Hóngsè jiǎozi
红色 饺子
Red Dumplings

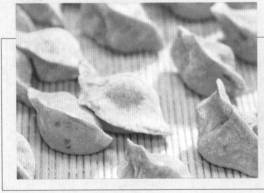

Chéngsè jiǎozi
橙色 饺子
Orange Dumplings

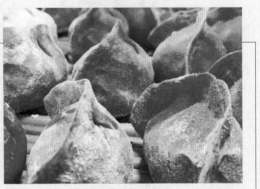

Zǐsè jiǎozi
紫色 饺子
Purple Dumplings

Zài bāo jiǎozi shí, rénmen jiāng zìjǐ de měihǎo yuànwàng
在 包 饺子 时，人们 将 自己 的 美好 愿望
jìtuōyú bùtóng de xíngzhuàng, jiāng shěnměi liúlù zài zhǐjiān. Jiǎozi
寄托于 不同 的 形状，将 审美 流露 在 指尖。饺子
de miànpí duìzhé hòu, zǐxì niē miànpí de dòngzuo bèi chēngwéi
的 面皮 对折 后，仔细 捏 面皮 的 动作 被 称为
"niēfú". Bǎ niēchéng wànyuèxíng de jiǎozi liǎngjiǎo duìlā,
"捏福"。把 捏成 弯月形 的 饺子 两角 对拉，
niē zài yìqǐ, chéng "yuánbǎo①" xíng, xiàngzhēngzhe cáifù biàndì;
捏 在 一起，呈 "元宝①" 形，象征着 财富 遍地；
jiāng jiǎozi niēshàng màisuìxíng huāwén, xiàngzhēngzhe xīn de yīnián huì
将 饺子 捏上 麦穗形 花纹，象征着 新 的 一年 会
wǔgǔfēngdēng.
五谷丰登。

When preparing dumplings, people make them into different shapes to represent their good wishes and aesthetic concept. After folding the dumpling wrapper in half, it needs to be pinched tightly, this action is called "Pinch Blessing". The dumpling in "Yuanbao[1]" shape means you will have good fortune and wealth. Wheat-ear-shaped dumpling means a good harvest in the new year.

44. 审美　shěn měi　aesyhetic
45. 露　lù　show; reveal
46. 折　zhé　fold
47. 仔细　zǐ xì　careful; attentive
48. 捏　niē　pinch
49. 弯　wān　curved
50. 呈　chéng　assume
51. 纹　wén　grain; line
52. 谷　gǔ　grain
53. 登　dēng　mature; ripen

54. 元宝　yuán bǎo　Yuanbao, one of the currency shapes in ancient China.
55. 麦　mài　wheat
56. 穗　suì　spike

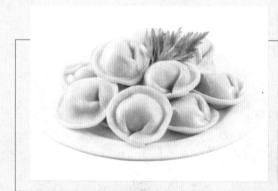

Yuánbǎo jiǎozi
元宝 饺子
"Yuanbao" Dumplings

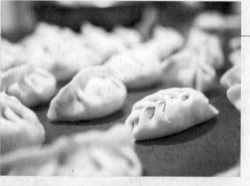

Màisuì jiǎozi
麦穗 饺子
Wheat-ear Dumplings

①元宝：中国古代货币外形种类之一。

[1]Yuanbao: One of the currency shapes in ancient China (shoe-shaped gold ingot or silver ingot).

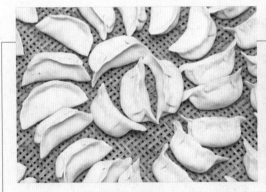

Yuèyá jiǎozi
月牙 饺子
Crescent Dumplings

Sānjiǎo jiǎozi
三角 饺子
Triangular Dumplings

Jiǎozi dànshēng jì
饺子 诞生 记
How to Make Dumplings

57. 月牙　yuè yá　crescent moon
58. 诞生　dàn shēng　birth

01

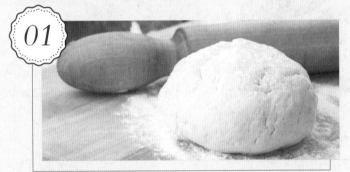

Huómiàn
和面　Knead dough

02

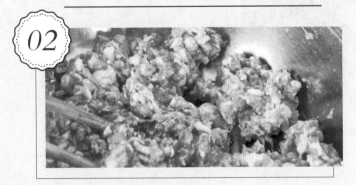

Bànxiàn
拌馅　Mix stuffing

59. 拌　bàn　mix

03

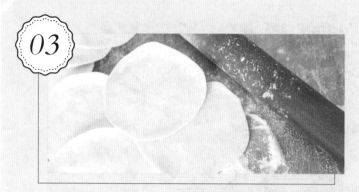

Gǎnpí
擀皮　Make wrapper

60. 擀　gǎn　roll

04

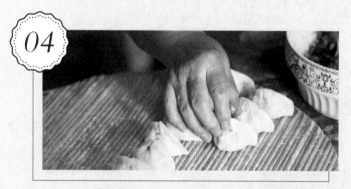

Bāoxiàn
包馅　Fill with stuffing

05

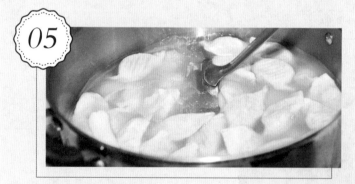

Xiàguō
下锅　Cook

06

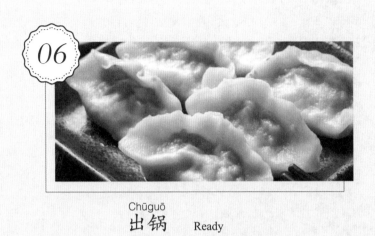

Chūguō
出锅　Ready

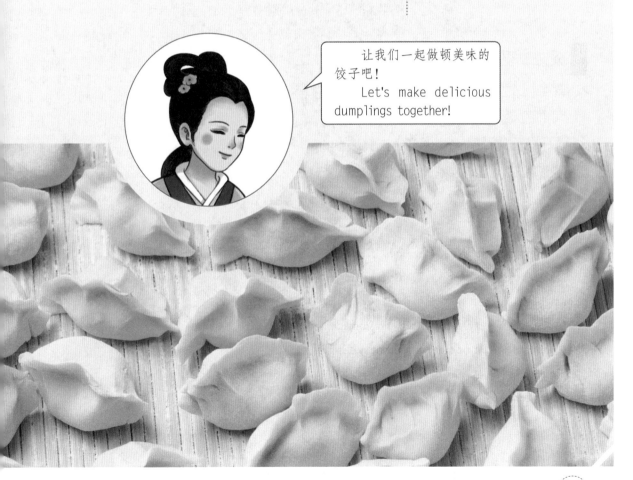

让我们一起做顿美味的
饺子吧！
Let's make delicious
dumplings together!

中医药小知识 TCM Tips

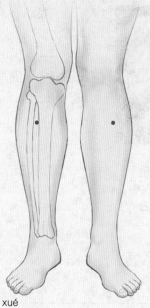

足三里穴
Zúsānlǐ xué

位置：小腿部，外膝眼下三寸，胫骨前嵴旁开一横指处。
Wèizhì: xiǎotuǐ bù, wàixīyǎn xià sān cùn, jìnggǔ qiánjí pángkāi yì héngzhǐ chù.

功效：健脾和胃。
Gōngxiào: jiànpí héwèi.

常用操作方法：点、按、揉、灸。
Chángyòng cāozuò fāngfǎ: diǎn、àn、róu、jiǔ.

Zúsānlǐ (ST36)

Location: On the shank, three *cun* below the outer knee, about the distance of one transverse finger next to the anterior tibial crest

Efficacy: Invigorating the spleen and stomach

Commonly-used operation methods: Finger-pressing, pressing, kneading, moxibustion

61. 寸 cùn *cun*, a traditional Chinese medicine unit of length
62. 胫 jìng shin
63. 骨 gǔ bone
64. 嵴 jí mountain ridge
65. 横 héng transverse
※66. 健脾和胃 jiàn pí hé wèi invigorating the spleen and stomach

饮食与健康 Diet and Health

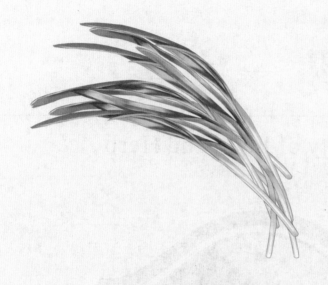

Jiǔcài

【韭菜】

Yǒu bǔshèn wēnzhōng、 sànyū jiědú de zuòyong. Jiǔcài hán
有 补肾 温中、散瘀 解毒 的 作用。韭菜 含
dàliàng wéishēngsù hé cū xiānwéi, néng cùjìn wèi cháng rúdòng,
大量 维生素 和 粗 纤维, 能 促进 胃 肠 蠕动,
huǎnjiě biànmì.
缓解 便秘。

【Chinese Chive】(Jiucai, *Allium tuberosum Rottl. ex Spreng.*)

It has the effect of invigorating the kidney and warming the spleen and stomach, dispersing blood stagnation and removing toxic substances. It contains a lot of vitamins and crude fiber, working to promote gastrointestinal peristalsis and relieve constipation.

67. 瘀 yū stasis
68. 含 hán contain
69. 维生素 wéi shēng sù vitamin
70. 粗 cū rough; crude
71. 纤维 xiān wéi fiber
72. 促进 cù jìn promote
73. 蠕 rú wriggle
74. 便秘 biàn mì constipation
※75. 补肾温中 bǔ shèn wēn zhōng invigorating the kidney and warming the spleen and stomach
※76. 散瘀解毒 sàn yū jiě dú dispersing blood stagnation and removing toxic substances

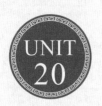

食药一家亲

Inseparability of Food and Herb

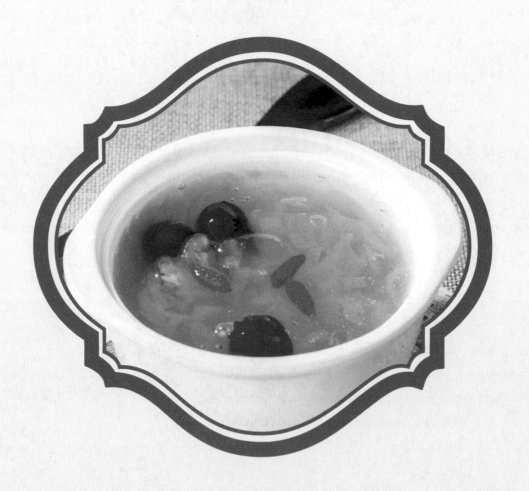

听中国故事 A Chinese Story

"gǒuqǐzǐ" míngzi de láiyóu
"枸杞子" 名字 的 来由

—— The Origin of "Barbary Wolfberry Fruit
(Gouqizi, *Lycii Fructus*)"

Chuánshuō, zài zhōngguó zhànguó shíqī (gōngyuán qián
传说，在 中国 战国 时期（公元 前
475~221) yǒu yí gè jiào gǒuzi de niánqīngrén, tā de
475 ~ 221）有一个叫 狗子 的 年轻人，他 的
qīzi xìng qǐ. Fūqī liǎng rén nǔlì láodòng, xiàoshùn mǔqīn,
妻子 姓 杞。夫妻 两 人 努力 劳动，孝顺 母亲，
rìzi guòde hěn xìngfú.
日子 过得 很 幸福。

It was said that during the Warring States Period (475
B.C.-221B.C.), there was a young man named Gou Zi, whose
wife had the surname of Qi. The couple worked hard, was filial
to their mother, and lived happily.

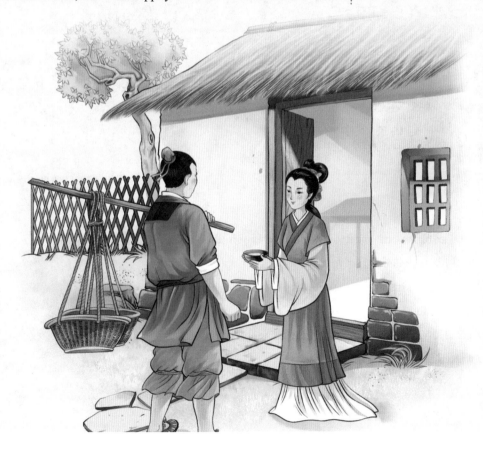

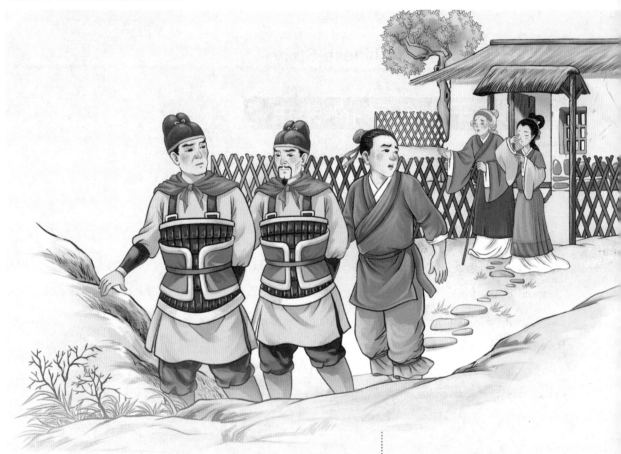

Hòulái, yóuyú fāshēngle zhànzhēng, gǒuzi wèile bǎohù
后来，由于 发生了 战争，狗子 为了 保护
zìjǐ de jiāyuán, juédìng qù cóngjūn. Shí nián guòqù le, zhànzhēng
自己 的 家园，决定 去 从军。十 年 过去 了，战争
zhōngyú jiéshù, gǒuzi fǎnhuíle jiāxiāng. Zài huíjiā de lùshang,
终于 结束，狗子 返回了 家乡。在 回家 的 路上，
gǒuzi kàndào hěn duō rén miànsè fāhuáng、fēicháng shòuruò. Tā shífēn
狗子 看到 很 多 人 面色 发黄、非常 瘦弱。他 十分
dānxīn jiā zhōng de mǔqīn hé qīzi, jiù jiākuàile huíjiā de
担心 家 中 的 母亲 和 妻子，就 加快了 回家 的
jiǎobù.
脚步。

Later, a war broke out, and Gou Zi decided to join the
army to defend his homeland. Ten years later, the war ended
and Gou Zi returned to his hometown. On his way home, he
saw that many people had sallow complextion and they were
thin and weak. He was much worried about his mother and
wife, so he walked as quickly as he could.

1. 军 jūn armed forces; army; troops

2. 返回 fǎn huí return; come or go back

3. 瘦 shòu thin; emaciated

Dāng tā huídào jiāli, què kànjiàn mǔqīn hé qīzi dōu hěn
当 他 回到 家里， 却 看见 母亲 和 妻子 都 很
jiànkāng. Gǒuzi hěn hàoqí, jiù wèn tāmen zhèxiē nián shì rúhé
健康。 狗子 很 好奇， 就 问 她们 这些 年 是 如何
shēnghuó de. Qīzi huídá shuō: "Zìcóng nǐ dāngbīng zhīhòu,
生活 的。 妻子 回答 说： "自从 你 当兵 之后，
jiālǐ de rìzi jiù guòde hěn bù róngyì. Qùnián yòu yīnwèi fā
家里 的 日子 就 过得 很 不 容易。 去年 又 因为 发
hóngshuǐ, hěn duō rén dōu méiyǒu dōngxi chī, wǒ zhǐ néng jīngcháng
洪水， 很 多 人 都 没有 东西 吃， 我 只 能 经常
qù shānshang zhǎoxiē kěyǐ chī de shíwù. Yǒu yì zhǒng xiǎo hóng
去 山上 找些 可以 吃 的 食物。 有 一 种 小 红
guǒ wèidào búcuò, suānsuān tiántián de, wǒ hé mǔqīn chīle zhīhòu
果 味道 不错， 酸酸 甜甜 的， 我 和 母亲 吃了 之后
shēntǐ gèng hǎo le." Gǒuzi tīnghòu hěn gǎndòng, fēicháng gǎnxiè
身体 更 好 了。" 狗子 听后 很 感动， 非常 感谢
qīzi zhème duō nián de xīnkǔ fùchū.
妻子 这么 多 年 的 辛苦 付出。

However, when he returned home, he found his mother and wife were healthy. He was very curious and asked how they survived through the years. His wife said, "Since you left home, it was very difficult for us. Last year, many people had no food to eat because of the flood. I had to go to the mountains to find something to eat. There was a small red fruit there with a sweet and sour taste. We felt better after eating it." Gou Zi was deeply moved and thanked his wife for so many years of hard work.

4. 辛 xīn hard; laborious; hot in flavour

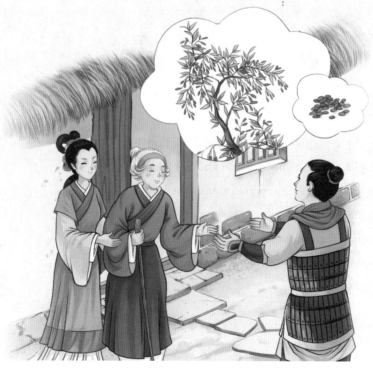

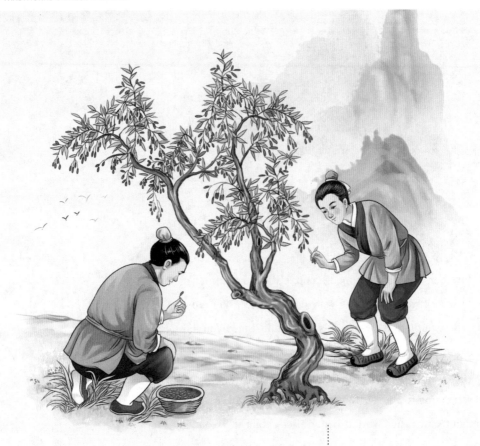

Qīzi bǎ hóng guǒzi de shìqing gàosule línjūmen, dàjiā
妻子 把 红 果子 的 事情 告诉了 邻居们，大家
yě dōu qù cǎi nà zhǒng hóng guǒzi chī, bìng gěi tā qǐmíng jiào
也 都 去 采 那 种 红 果子 吃，并 给 它 起名 叫
"gǒuqī shí". Hòulái, rénmen fāxiàn zhè zhǒng hóngsè guǒshí
"狗妻 食"。后来，人们 发现 这 种 红色 果实
yǒu bǔyì gān shèn de gōngxiào, yīshēngmen jiù jiāng tā dàngzuò yàocái
有 补益 肝 肾 的 功效，医生们 就 将 它 当作 药材
shǐyòng, bìng gǎimíng wéi "gǒuqǐzǐ".
使用，并 改名 为 "枸杞子"。

His wife told the neighbors about the red fruit, and everyone went to pick it and named it "Gou Qi Shi" (Gou's wife's food). Afterwards, people discovered that this red fruit worked to nourish the liver and kidney, and physicians used it as a medicinal material. Then its name was changed to "Gou Qi Zi" (Gou's wife's fruit).

5. 邻 lín neighbor
6. 居 jū residence; house; live

Zhōngcǎoyào zài shēnghuó zhōng hěn chángjiàn, tāmen bǎohùzhe
中草药 在 生活 中 很 常见，它们 保护着
rénmen de jiànkāng, wǒmen yīnggāi jiāng zhōngcǎoyào shìzuò shì dàzìrán
人们 的 健康，我们 应该 将 中草药 视作 是 大自然
gěi rénlèi de lǐwù, gǎnxiè zìrán、 bǎohù zìrán, míngbai rén
给 人类 的 礼物，感谢 自然、保护 自然，明白 人
yǔ zìrán héxié gòngchǔ de zhòngyàoxìng.
与 自然 和谐 共处 的 重要性。

Chinese herbal medicines are commonly seen in daily life. They protect people's health. We should regard Chinese herbal medicine as a gift from nature to mankind, and be grateful to nature. We have to know the importance to protect nature and live harmoniously with nature.

Gǒuqǐzǐ
枸杞子

Rùyào bùwèi: guǒshí.
入药 部位：果实。
Gōngxiào: zībǔ gān shèn, yìjīng míngmù.
功效：滋补 肝 肾，益精 明目。

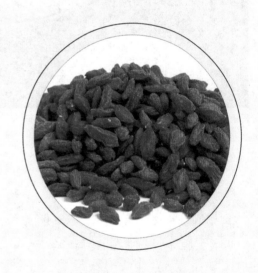

Barbary Wolfberry Fruit (Gouqizi, *Lycii Fructus*)

Part used as medicine: Fruit

Action: Nourishing the liver and kidney, boosting energy and improving eyesight

药食同源
yào shí tóngyuán

Homology of Medicine and Food

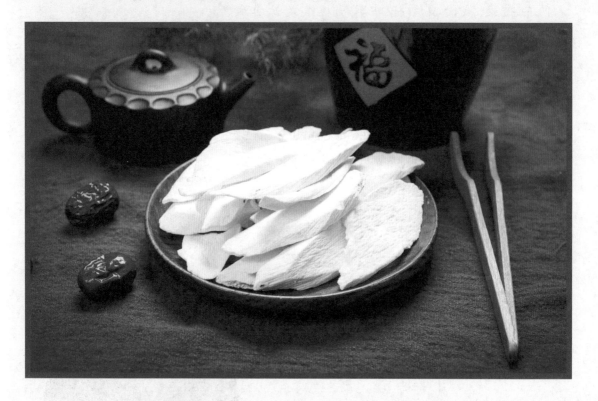

Zhōngyīxué zhōng yǒu "yào shí tóngyuán" de lǐlùn. Zhèyī
中医学 中 有 "药 食 同 源" 的 理论。这一
lǐlùn rènwéi: xǔduō zhōngcǎoyào jì shì zhìbìng de yào, yòu shì
理论 认为：许多 中草药 既 是 治病 的 药，又 是
hěn hǎo de shíwù. Suīrán shíwù méiyǒu yàowù de zhìliáo zuòyòng
很 好 的 食物。虽然 食物 没有 药物 的 治疗 作用
míngxiǎn, dànshì wǒmen měi tiān dōu huì chī, yīncǐ, duì shēntǐ
明显，但是 我们 每 天 都 会 吃，因此，对 身体
jiànkāng yě huì yǒu hěn dà de yǐngxiǎng.
健康 也 会 有 很 大 的 影响。

Traditional Chinese medicine has a theory of "homology of medicine and food", which believes that many Chinese herbal medicines are both medicines and foods. Herbs as food have little medical effect. But if we eat them every day, they would have a positive influence on our health.

7. 源 yuán source; root
8. 既 jì as well as

知识延伸 Extended Knowledge

Bèi "diūqì" de zhōngyào
被 "丢弃" 的 中药
—— "Discarded" Chinese Herbal Medicines

Rìcháng shēnghuó zhōng, wǒmen zài shǐyòng mǒuxiē shíwù de
日常 生活 中，我们 在 食用 某些 食物 的
shíhou, huì bǎ wǒmen rènwéi méiyǒu yòngchù de bùfen diūdiào.
时候，会 把 我们 认为 没有 用处 的 部分 丢掉。
Qíshí, tāmen hái shì bǎowù ne! Bǐrú, xīguā pí、 yùmǐ
其实，它们 还 是 宝物 呢！比如，西瓜 皮、玉米
xū、 ǒu jié、 jú pí、 nánguā zǐ děng.
须、藕 节、橘 皮、南瓜 子 等。

In our daily life, when we eat some foods, we discard the parts that we think are useless. But they may, in fact, be useful treasures to us! For example, they are Watermelon Peel (Xiguapi, *Exocarpium Citrulli*), Stigma of Maize (Yumixu, *Stigma Maydis*), Lotus Rhizome Node (Oujie, *Nelumbinis Rhizomatis Nodus*), Dried Tangerine Peel (Jupi, *Citri Reticulatae Pericarpium*), Pumpkin Seed (Nanguazi, *Semen Moschatae*), etc.

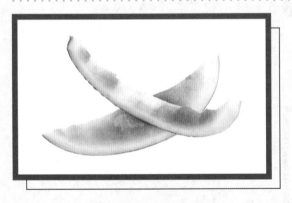

Xīguā pí: qīngrè zhǐkě、 xiāoshǔ lìniào.
西瓜 皮：清热 止渴、消暑 利尿。

Watermelon Peel: Clearing heat and quenching thirst, relieving summer heat and inducing urine discharge

9. 丢 diū lose; mislay
10. 弃 qì throw away; discard; abandon

11. 玉 yù jade
12. 藕 ǒu lotus root
13. 橘 jú tangerine

14. 尿 niào urine

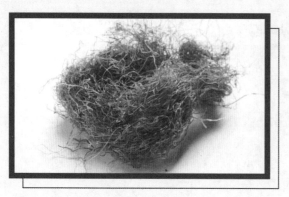

Yùmǐ xū: lìshuǐ xiāozhǒng、 zhǐxuè.

玉米须：利水 消肿 、止血。

Stigma of Maize: Inducing urine discharge to remove edema,

stopping bleeding

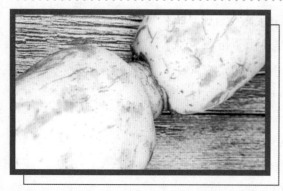

Ǒu jié: zhǐxuè.

藕节：止血。

Lotus Rhizome Node: Stopping bleeding

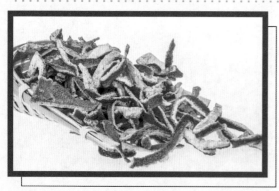

Jú pí: jiànpí zhǐǒu.

橘皮：健脾 止呕。

Dried Tangerine Peel: Invigorating the spleen and stopping

vomiting

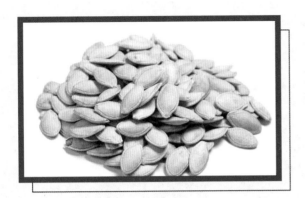

Nánguā zǐ:　qūchóng.
南瓜子：驱虫。

Pumpkin Seed: Expelling worms

你可以为家人做一盘清热解暑的清炒西瓜皮吗？
Could you make a plate of stir-fried watermelon peel for your family?

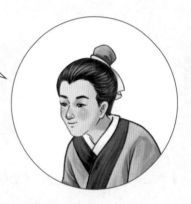

吃多的时候，为什么不来杯橘皮水呢？
When you eat too much, why don't you take a cup of Dried Tangerine Peel drink?

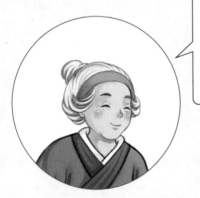

中医药小知识 TCM Tips

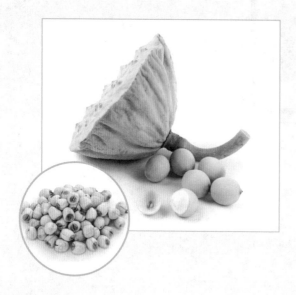

Liánzǐ
莲子

Rùyào bùwèi: zhǒngzi.
入药 部位：种子。

Gōngxiào: jiànpí zhǐxiè, yǎngxīn ānshén.
功效：健脾 止泻，养心 安神。

Lotus Seed (Lianzi, *Nelumbinis Semen*)

Part used as medicine: Seeds

Action: Invigorating the spleen, relieving diarrhea, nourishing the heart and calming the mind

15. 莲 lián lotus

196

饮食与健康 Diet and Health

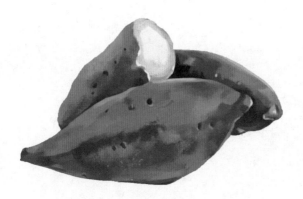

Hóngshǔ
【红薯】

Yǒu shēngjīn、 tōngbiàn de zuòyòng. Jīngcháng shíyòng hóngshǔ, kě
有 生津、 通便 的 作用。经常 食用 红薯, 可
yùfáng duō zhǒng lǎoniánxìng jíbìng, hái néng cùjìn chángdào rúdòng,
预防 多 种 老年性 疾病, 还 能 促进 肠道 蠕动,
rùncháng páibiàn.
润肠 排便。

【Sweet Potato】
(Hongshu, *Radix Ipomoeae Batatatis*)

It has the effect of promoting fluid production and relieving constipation. Regular consumption of sweet potatoes can prevent a variety of senile diseases, and promote intestinal peristalsis and bowel movements.

16. 薯 shǔ general designation of such crops as potato and yam